现代著名老中医名著重刊丛书

冉雪峰 编著

第二辑

现代著名老中医名著重刊丛书

冉雪峰医案

人民卫生出版社

图书在版编目(CIP)数据

冉雪峰医案/冉雪峰编著．—北京：人民卫生出版社，2006.1

(现代著名老中医名著重刊丛书　第二辑)

ISBN 978-7-117-07195-6

Ⅰ. 冉…　Ⅱ. 冉…　Ⅲ. 医案-汇编-中国-现代
Ⅳ. R249.7

中国版本图书馆 CIP 数据核字(2005)第 128215 号

人卫智网	www.ipmph.com	医学教育、学术、考试、健康，购书智慧智能综合服务平台
人卫官网	www.pmph.com	人卫官方资讯发布平台

现代著名老中医名著重刊丛书

第 二 辑

冉 雪 峰 医 案

编　　著：冉 雪 峰
出版发行：人民卫生出版社(中继线 010－59780011)
地　　址：北京市朝阳区潘家园南里 19 号
邮　　编：100021
E － mail：pmph @ pmph.com
购书热线：010－59787592　010－59787584　010－65264830
印　　刷：中农印务有限公司
经　　销：新华书店
开　　本：850×1168　1/32　　印张：2.5
字　　数：50 千字
版　　次：2006 年 1 月第 1 版　2024 年 6 月第 1 版第 12 次印刷
标准书号：ISBN 978-7-117-07195-6
定　　价：9.00 元
打击盗版举报电话：010-59787491　E-mail：WQ @pmph.com
质量问题联系电话：010-59787234　E-mail：zhiliang @pmph.com

出版说明

自20世纪60年代开始，我社先后组织出版了一批著名老中医经验整理著作，包括医论医话等。半个世纪过去了，这批著作对我国近代中医学术的发展产生了积极的推动作用，整理出版著名老中医经验的重大意义正在日益彰显，这些著名老中医在我国近代中医发展史上占有重要地位。他们当中的代表如秦伯未、施今墨、蒲辅周等著名医家，既熟通旧学，又勤修新知；既提倡继承传统中医，又不排斥西医诊疗技术的应用，在中医学发展过程中起到了承前启后的作用。这批著作均成于他们的垂暮之年，有的甚至撰写于病榻之前，无论是亲自撰述，还是口传身授，或是其弟子整理，都集中反映了他们毕生所学和临床经验之精华，诸位名老中医不吝秘术、广求传播，所秉承的正是力求为民除瘼的一片赤诚之心。诸位先贤治学严谨，厚积薄发，所述医案，辨证明晰，治必效验，不仅具有很强的临床实用性，其中也不乏具有创造性的建树；医话著作则娓娓道来，深入浅出，是学习中医的难得佳作，为近世不可多得的传世之作。

由于原版书出版的时间已久，已很难见到，部分著作甚至已成为学习中医者的收藏珍品，为促进中医临床和中医学术水平的提高，我社决定将一批名医名著编为

《现代著名老中医名著重刊丛书》分批出版，以飨读者。

第一辑收录13种名著：

《中医临证备要》　　《施今墨临床经验集》
《蒲辅周医案》　　《蒲辅周医疗经验》
《岳美中论医集》　　《岳美中医案集》
《郭士魁临床经验选集——杂病证治》
《钱伯煊妇科医案》　　《朱小南妇科经验选》
《赵心波儿科临床经验选编》《赵锡武医疗经验》
《朱仁康临床经验集——皮肤外科》
《张赞臣临床经验选编》

第二辑收录14种名著：

《中医入门》　　《章太炎医论》
《冉雪峰医案》　　《菊人医话》
《赵炳南临床经验集》　　《刘奉五妇科经验》
《关幼波临床经验选》　　《女科证治》
《从病例谈辨证论治》　　《读古医书随笔》
《金寿山医论选集》　　《刘寿山正骨经验》
《韦文贵眼科临床经验选》
《陆瘦燕针灸论著医案选》

这批名著原于20世纪60年代前后至80年代初在我社出版，自发行以来一直受到读者的广泛欢迎，其中多数品种的发行量都达到了数十万册，在中医界产生了很大的影响，对提高中医临床水平和中医事业的发展起到了极大的推动作用。

为使读者能够原汁原味地阅读名老中医原著，我们在重刊时采取尽可能保持原书原貌的原则，主要修改了原著中疏漏的少量印制错误，规范了文字用法和体例层次，在版式上则按照现在读者的阅读习惯予以编排。此外，为不影响原书内容的准确性，避免因换算造成的人为错误，部分旧制的药名、病名、医学术语、计量单位、现已淘汰的检测项目与方法等均未改动，保留了原貌。对于犀角、虎骨等现已禁止使用的药品，本次重刊也未予改动，希冀读者在临证时使用相应的代用品。

人民卫生出版社

2005 年 10 月

前　言

我院冉雪峰老大夫，已年逾八旬，在中医学术上造诣颇深，有五十余年的临床经验。

本书包括内外妇儿四科医案七十一篇，记载了冉老大夫的临床经验和对于中医学术的见解。冉老大夫经常运用内经的理论分析病情，同时又融会了张仲景伤寒论和后世温病学说，认为“伤寒原理可用于温病，温病治疗可通于伤寒”。在临床治疗上既能遵从古法，也能加以创造性的运用。这部医案，可以作为中医临床工作者的参考。

中华人民共和国卫生部中医研究院学术秘书处

1959年10月

自　序

中医医案首推《史记·扁鹊仓公列传》。扁鹊传中有医案三：一赵简子，二虢太子，三齐桓侯；仓公传中有医案二十一，计自齐侍御史成起，至安陵阪里公乘项处止。传中有案，当时并不名医案。仓传中有云：臣意所诊，皆有诊籍。昔之诊籍，即今之医案。迨越唐宋，医案名称，仍然罕觏。宋·许叔微《本事方》十卷，记述病人姓氏治疗经过，本是医案，乃不曰医案，而曰本事。明清以后，著作乃繁，明有江瓘《名医类案》十二卷，清有魏之琇《续名医类案》六十卷，别类分门，规模悉具。个人著作，如卢氏《芷园臆草》、喻氏《寓意草》、徐氏《洄溪医案》、尤氏《静香楼医案》、王氏《回春录医案》、《叶氏医案》、《薛氏医案》等，琳琅满目，美不胜收，各有所长，所以流传于今未坠。方今中西医相互学习，凡西医研究中医者，无不以窥得中医老大夫经验为快，党号召抢救中医老大夫经验，下走年逾八旬，何幸天假之年，逢此盛时嘉会，故不揣固陋，欲将滥竽医界五十余年之经验交给下一代。惜予前二十年所编《健忘斋医案》散失，原稿无存，今就所记忆者笔之于书得七十一篇。此惟历年经历中千百之一，案虽旧案，编乃新编，生平毅力，可窥涯略。是为序。

冉雪峰于北京，时年八十一岁

1959 年国庆节

目　录

伤　暑

武昌望山门街，程姓少妇，新产方七日，时方炎暑，蹐跼于小卧室内，窗棂门帘均紧紧遮蔽，循俗例头包布帕，衣着布衣，因之为暑所伤。身大热，汗出不干，开口齿燥，舌上津少，心愦愦，口渴郁闷，烦躁莫可名状，脉浮而芤，与阳明“浮芤相搏，胃气生热，其阳则绝”类似。予曰：新产阴伤，受暑较重，不宜闭置小房内，倘汗出再多，津液内竭，必有亡阴痉厥，昏迷谵妄之虞，宜破除俗例，移居宽阔通风较凉之处，以布质屏风遮拦足矣。药用六一、白虎、生脉三方合裁加减：滑石一两，甘草一钱，生石膏八钱，知母、沙参各二钱，麦冬四钱，鲜石斛六钱，同煎，分二次服。病人问可吃西瓜否？予曰：可，欲吃则吃之。徐灵胎云：西瓜为天然白虎汤，大能涤暑。予回后约二时许，病家着人来问，病人已吃西瓜四块约重二斤，现坚欲再吃。予曰：多吃无妨，可随病人之便。于是一日一夜吃尽十八斤半，半夜后身热退，烦躁俱平，已能安寐。翌日复诊，脉静身凉，烦闷躁急顿除，拟六味地黄汤合六一散清其余焰，复以四物加丹皮、地骨皮，归地养营，人参归脾各方，调理收功。此病新产七日，迁出密室，移居敞地，滑石、石膏非一两即八钱，大队甘凉甘寒为剂，产后不宜凉，非复寻常蹊径；时方新产，即吃西瓜，且一日一夜吃十八斤半，诚属异事。然暑重若斯（观吃西瓜之多可知），所拟方剂虽重，尚尔嫌轻，苟非迁地为凉及吃西瓜之多，即令方药有效，未必痊可如此之速，此亦饮食消息一端，可为同仁临床参考之助。

暑温

张某，湖北人，远道由广东来川，长途劳顿，受暑甚重，到川后复感时证，月余热不退，来我处就诊。予拟先治其标，以柴胡清骨饮加涤暑透络之品，似效非效。复住某医院，又一月热仍不解，形销骨立，困慭殊甚，因复来我处就诊。见其皮肉消脱，肌肤甲错，舌如胭脂，津涸，一身炕熯枯燥，午后热剧，状如痨瘵蒸潮，脉虚数劲急，奄奄不支。查此病为暑温，邪热深入，与气血混为一家，标本合邪，邪正同化，以故清之不去，透之不出，湿尽化燥，无暑可清，阴已大竭，无汗可出。处方：生地汁一两五钱，大黄一钱五分（泡汁），鳖甲八钱，犀角八分（磨汁冲服），地龙三钱，藏红花八分，白茅根六钱，鲜石菖蒲六分，鲜芦根二两，煮水煎药，三日三剂，热减半，守服前方，六日下大便如黑漆，皮肤反漐漐似汗，身热全退，自觉轻快，如释重负。百日来热不退，今又一星期退之，慰甚慰甚！以治内者治外，攻下者解表，因此获得疗效。

秋温

邓茹香秋月病温，外感触动伏邪，初起外寒尚未化热，口不渴，发热兼恶寒，伏邪未溃，脉亦不显洪数。医者死守仲景太阳病“发热不恶寒而口渴者名曰温病”，见恶寒口不渴，即认为伤寒；又死守“少阴之为病，脉微细”见微细之脉，即认为少阴病，麻桂姜附恣投，服后大烦渴，谵语神昏，显出温病本象。更医，从湿温救治，用清解法，但不免杂入苍、芷、苓、半，重耗津液，病经十余日，液涸神昏，舌上津少，内窍闭塞，逆传厥阴。事急，乃延予诊。方用大剂犀角地黄汤及清宫汤合裁加减，兼服至宝丹，因病者知觉全失，渴不知饮，并嘱以梨汁代茶，频频灌润，半日一夜，服至宝丹二粒，生地二两，犀角二钱，梨汁半斤许，得微似汗，身热渐去，神识渐清，危而复安者一。越日，日晡所复热，神识复昏，又加呃逆，液枯便结，内有燥屎，邪实不可不下，而液枯又在禁下之列，用时贤黄龙汤以意消息，得燥屎数枚及如败酱色之稠粪，呃逆止，神志大清，危而复安者二。再二日，呃逆又作，神志欲昏，复微热，前病在厥阴，用芳香清透而愈；嗣病在阳明，用润下存阴而愈，现病经三变，颇难用药。予曰：此病现注重呃逆，如呃逆属虚，下之不应得燥屎；如实中夹虚，得燥屎后，应呃逆不止诸证加剧，何以下后诸证渐愈，呃逆全止，又经日始复发耶？但因呃逆而用下，下后仍复呃逆，是否燥屎未尽，仍当用下；抑或余邪由膜原透出胸膈，前者去而后者来，阻塞营卫道路，当清透余邪，俾由膜原出胸膈者，复由胸膈出腠理，因定清解少阳一法，服之余邪透，诸症悉去，危而复安者三。后以清养肺胃，甘润滋培，缓调收功。此病随逆救治，三危三安，颇非寻常。柴胡证下之后，柴胡证不罢者仍用柴胡，见伤寒里而再表，前者去而后者来，见温疫论，两两可以印证。

温　毒

河口黄姓妇女产后失调，兼患乳痈，自溃一次，昏厥竟日，嗣虽渐苏，每日午后二时及夜半二时，必潮热昏厥数小时，势急矣，延汉上名医某甲诊治，小效。胸乳环周起红块若痞，渐及肢背，甲以病杂且重，举予以代诊治。予曰：戴阳面赤，或为寒证兼有，唇焦舌枯，完全无津，断非寒证所有，其为热证原无疑义。体质素弱，又产后久病，其虚原无待言。但虚为另一问题，而此为实证，原有痈毒，新感旧邪二者兼有，邪实正虚，但脉沉无外出之机，必不能逆其势而从外解。邪既入营，侧重清营，凭脉辨证，凭证用药。拟方：鲜生地一两，白茅根、蒲公英各三钱，青蒿露、银花露各一两，犀角尖一钱（磨汁），没药一钱五分，丹皮三钱，方意清营解毒，活血透络熄风。或曰：产后不嫌太凉乎？予曰：产后不宜凉乃后人误解，其实产后阴虚，十九均宜凉润，况此病邪火燔炽，瞬有液涸痉厥趋势，沃焦救焚，犹惧弗及，何嫌其凉。服一剂略安，三剂得微汗，热减神清。减去生地十之四，热复炽，复加重，热又减。三日未大便，方中加火麻仁、郁李仁，兼用导大便坐药，下燥屎五、六枚，嗣下浊物甚多，热大退，神大清，食欲大佳。前方去生地、丹皮，加当归、芍药补血之品，热终不退尽，又略有眩冒状，乃去当归之苦温，仍加生地之凉润，热乃净，痞全消，痈口平复。善后调补，初用甘凉佐解毒，继用复脉去姜、桂加填精柔肝浓厚之剂，所用方药较汉上普通用药为重，而对此病则犹为轻剂。观治疗经过，前半减生地而热复炽，后半去生地而热不净，即其真义。

温痘

武昌箍桶街某姓男子，年约二十，患春温，失治，温毒袭入营分发痘，六日后始发点，诊时届十五朝，一身赤肿，点粒攒簇，蒙头盖面，锁喉贯胸，点粒二十或三十相连成一大粒，浆半灌，多抓破，一身稀烂，面间，浆之与血相混模糊，咽喉肿，气粗，痰声轳轳，躁烦，神识欲昏，病象颇堪惊骇。名医杨某见之谓无法救治，病者之父求予往一诊视，予询查经过，曰：此温毒发痘，并非正痘，现时市间颇有此证，不过病者温毒太重。拟方甘凉化毒，清托清提，搜剔幽隐，防止塌陷。盖痘皮抓破，毒虽外泄而不外化，防其内陷生变，所冀堆痧发臭，缓缓渡过，结痂收靥，犹望成功。方用神犀丹一粒，先用银花露化服，煎方：鲜生地一两，连翘壳三钱，升麻一钱五分，佩兰叶一钱五分，鲜石菖蒲八分，天竺黄三钱，生苡仁六钱，白茅根四钱，犀角磨汁五分。翌日复诊，热毒略杀，证象安稳，服原方；再越日复诊，赤肿渐消，神清气平，前方去神犀丹，煎剂去石菖蒲、天竺黄、犀角、升麻，加银花三钱、土茯苓五钱、蒲公英四钱；再三日，病象甚佳，结痂收靥，去苡仁加知母、栝蒌根各三钱，守服六剂，痂落痊愈。此病初诊，知其可救者，因年轻体健，证象只是热毒险重，神未全昏，内陷机势不大，又已达十五朝，已至终期，所差仅结痂收靥，见之真，认之确，故愈之速。

喉痧

武昌黄土坡严某之妻，病温，热毒颇剧，六日发痧，点粒攒簇，头面肿如大头瘟状，咽喉肿痛，凡物不得下咽，昏顿瘈疭，前医以为不治辞去。予诊时已届十日（痧出第四日），谓同诊门人曰：此病造极，颇难挽救，此时首要问题，在于服药不得下咽。因仿五汁饮意，给梨汁一两，荸荠汁一两，甘蔗汁一两，青蒿露、银花露各五钱，缓缓咽之，如汁得下，续以六神丸五粒，温水浸湿，置舌面，含化咽津。讵他物不得下咽，此汁则病人能咽喜咽，丸药亦咽下二次，续续频进五汁。翌日复诊，咽喉肿痛已缓，勉可通气，头面痧点虽深赤，其气有回意，拟用至宝丹一粒先化服，又方：生地汁一两，大黄一钱，犀角、羚角各五分磨汁，鲜蒲公英二两捣汁，竹沥八钱，和匀烫微温，分三服，居间仍以前五汁当茶。越日复诊，喉肿渐消，神识渐清，仍用前方去至宝，生地加为一两五钱，大黄加为一钱五分，药后得大便畅行一次。又越日复诊，上半身点粒渐化，神清气平，已能进稀粥，以归地养营，竹叶石膏去参、半，复脉去姜、桂等收功痊愈。门人问曰：此病药不下咽，先生用药得下，何故？予曰：叶香岩云：热甚拒药，徒用煎剂无益。此病热毒太盛，得此甘润清凉，如得上池玉液，故可下。又问：初诊病危用药甚轻，复诊病渐轻药反渐重，何故？予曰：此是喉痧，须注意痧点，六日痧点始出，是为迟出，十日只能作普泛七日看，其热甚炽，其气正旺，不敢遽尔重药清里，防点化毒未化，内攻生变。复诊头面气已渐回，已届十一日（为普泛八日正靥之期）故可清下。

喉　痹

抗日战争期间，避难住万县时，有魏姓女，患喉痹，咽喉肿痛，滴水不入，药不得下，病来较暴，俨已封喉，唇口色乌，眼面俱肿，气痰轳轳，筑筑然若将窒息，病势颇危。抬至某医院求救，断为不治，谢绝不收，复抬至我处。予曰：热毒太炽，肿毒太剧，但非必死证，以雷氏六神丸五粒，置近舌根上端，以温水少许润之，令其含化咽津，煎剂不下，权用噙剂，一日三作，气略缓，呼吸较通。第二日，噙剂改为一日二作，肿痛渐消，茶水米浆，勉可吞下。第三日，噙剂改为一日一作，肿痛锐减，呼吸平调，勉可下药，兼服养阴清肺汤，原方薄荷减半，生地加倍。越第四日停用噙剂，计五日用六神丸三十五粒，一星期诸病消失，气平神清如常人。

痢　一

湖北王某之内侄，年约二十许，体质素不大健，患痢日久，下便赤白，里急后重，脱肛，一身肌肉消脱。予初诊时，病已造极，方入病室即秽臭难闻，见病者俯蹲床上，手足共撑，躬背如桥，瘦削不堪，脸上秽浊模糊，惟见两只黑眼，频频哀号，病象特异。扪之，皮肤炕熯蒸热，脉弱而数，舌上津少，所下如鱼脑、如败酱，无所不有，日百数十行，羁滞近两月，古人谓下痢身热脉数者死，况此子尫羸如此，热毒甚炽，阴液过伤，精华消磨殆尽，恐未可救。处方：白头翁四钱，杭芍六钱，黄连、苦参各一钱五分，黄芩三钱，广木香一钱，马齿苋四钱，甘草一钱，煎浓汁，日二服，夜一服。四日略安，前方黄连加为二钱，并加干姜四分，炒半黑。又四日，痢减三之一，平静，勉能安卧，效显著，前方加赤脂四钱，粳米八钱，守服一星期，痢减三之二，脱肛愈，勉可进食。后以黄芩芍药甘草汤加知母、栝蒌根、麦冬、生谷芽等缓调善后，一月痊愈，两月恢复健康。查痢病，仲景轻用白头翁汤，清热升陷；重用桃花汤，排浓血，疗溃伤，生肌（注家释为温涩者误）。上各方不过两方合裁，合两方为一治。痢以黄连为正药，兼用苦参者，黄连清心热，苦参乃清大肠热，补虚不用参、术，举陷无取升麻，均值得注意。干姜合黄连，可以杀虫灭菌，干姜合粳米，可以补虚复脉，白头翁不仅升清举陷，兼善清血解毒。中医治疗，调气升陷，实乃从整体疗法上着眼（喻嘉言谓逆流挽舟，对此颇有体会）。

痢　二

武昌雷某，受暑过重，患痢，赤白相兼，后重里急，自恃体健，带病工作，延至二星期，身体大损，乃请假回家治疗，行动艰难，不仅不能入厕所，并不能上马桶，惟仰靠一圈椅上，前复单被，后近谷道处，垫一迭皮纸，每便时随扯出二三张，日夜几至百次，不可以数计，真是下痢无度。虽困惫若斯，而其人形色不变，一次能食发糕（米浆作）两个，症情复杂，殊耐探寻。拟方：白头翁四钱，黄连、苦参各一钱五分，黄柏三钱，厚朴二钱，广木香一钱，炒地榆三钱，当归、白芍各四钱，甘草一钱。三剂，坠痛渐减，次数亦减，便时比较通快，自觉小便亦有秘涩感，暑邪内搏，原方去当归加滑石六钱（痢证忌开支河，但滑石是润利，不是燥利，且不是渗利，半可代赤石脂用，故本经明著主身热泄澼）。又三剂，下痢锐减，红冻已少，小便亦比较畅利，前方去地榆、滑石，仍用当归，再加马齿苋四钱，守服一星期，痢愈十之七八，前方去苦参，加南沙参、栝蒌根各三钱，再服一星期全愈（痢不用参、耆，此用沙参，因夹劳伤）。按此病者年轻体壮，历时又不甚久，何致困憋至不能行动，此盖病时强力工作（夹劳伤），又在乡间医疗失宜，然究之，虽为重证，不为坏证。外观此案与上案严重相等，细查比上案为轻。此为痢病而并夹劳伤，方用当归、白芍、沙参、栝蒌根即是兼顾劳伤之意，否则芍药、蒌根当用，当归、沙参不必用也。

痢　三

魏某，湖北人，患暑温，继转赤痢，住某校附属医院治疗两月不愈，点滴坠痛，日五六十行，中气败坏，食不得下，频频干呕，舌绛津涸，入暮仍感热潮，精神颇觉恍惚奄奄一息。魏乃出院，延予往诊。询得如上所述状，脉沉细而数，既坚搏，又弱涩。予曰：暑疟暑痢，证本不奇。但羁延日久，邪实正虚，无危险中反生出危险，现内之伏邪甚炽，外之余邪未净，固当权衡轻重，里急治里，寓清外于清里之中，勿使合邪内并是为要着，而以除热者救阴，坚阴者扶正，尤为定法中活法。此病邪实易去，正伤难复，能缓愈不能速愈，非四十日或一月不为功。拟方：白头翁三钱，青蒿梗一钱五分，薄荷梗五分，黄连、苦参各一钱五分，厚朴二钱，广木香一钱，炒地榆三钱，白芍六钱，甘草一钱，服一星期平平，似效不效，惟皮肤微似汗，暮热不作。原方去青蒿、薄荷，白头翁加为四钱，并加马齿苋四钱，续服一星期，坠痛锐减，痢减三之一。前方加知母、栝蒌根各三钱，再服一星期，痢减三之二，脓血赤冻渐少，食思渐佳。前方去苦参，白芍改为四钱，加归身四钱，生苡仁六钱，又服一星期，痢止，病已向愈，惟倦怠乏力，不能久坐步履，前方去马齿苋，减连芩用量之半，守服十剂，精神食欲迭加，病渐愈。

痢　四

张姓母女，湖北人，母患痢，未遑请医治疗，病延日重，时有胎已七月，在病中小产，痢病既重，小产出血又多，晕厥一次，奄奄不支，惶急延予往诊，据述下痢无度，日百数十行，坠痛特盛，常坐便桶上数小时不起。诊得皮肤冷沁，色夭不泽，气粗神倦，奄忽恍恍，脉微弱中兼劲数艰涩，病颇险迫，此痢之夹虚夹小产者。处方：当归八钱，芍药八钱，黄连一钱，黄芩、黄柏各一钱五分，广木香一钱，厚朴一钱五分，茯神四钱，琥珀末八分，蒲黄三钱炒半黑，香附末三钱炒半黑，生甘草一钱五分（参传青主女科方而变通之），三剂，神志勉可安定，坠痛略有减意，出血减少，原方去蒲黄、香附，加白头翁三钱，又三剂，痢减三之一，神志较佳。前方当归减为四钱，去茯神、琥珀，加炒地榆一钱五分，阿胶三钱，去滓烊化，续服一星期，痢减三之二，神志安好，食思更佳。再服一星期，诸症悉愈。

讵母病方愈，女病又作，痢势程度，与乃母埒。因母病时，洗涤秽浊，扫除粪便，均其女为之，为一气之所传化，用白头翁汤，随病机斡旋加减，二星期愈。窃疟痢均多发病，但疟虽轻，转变飘忽；痢虽重，颇有阶段次序。治痢较治疟为有程序，轻者二星期内可愈，较重四星期可愈，更重须月余方愈。若方药杂投，非任意攻下即急遽补塞，本是可治之证，竟成不治之疾，我见多多。微者逆之，甚者从之，通因通用，塞因塞用，古人早有明诫，当参酌病因、体质、有无并发症，以及病的转归。其所主，以平为期。

霍乱一

霍乱，西名虎列拉属之，流行颇广，佥有谈虎色变之势。前清光绪末，是年闰六月，两月余不雨，野无青草，街傍树木，过半枯萎，气候酷热，是疫流行武汉三镇，死人以万计，每街均有死人。一日见一女病霍乱，一民间医正在刮痧，已安排磁针，预备放血，予劝其勿放血，因此病大吐大泻大汗出，放血是促之死。走近诊察，见其目眶塌陷，声音低小，手冷过肘，足冷过膝，筋转皮瘪，六脉全无，细察渴不欲饮，舌苔白，有津，吐泻不大臭，厥逆先从足起，曰：此霍乱之寒多者，速投大剂回阳，尚望死里求生。为处方用：甘草二钱，干姜六钱，乌附四钱，木瓜四钱，令市三剂，频频续投，吐泻越多，服药越速，吐泻稍缓，服乃稍缓，若吐泻止，手足温，须来改方，不可误事。翌晨，至病者门首探望，两过无端倪，因入竹院，病者母曰：吃药就好了，你看我女儿不是在梳头吗？予为欣然。是年予治好霍乱三百余人。

霍 乱 二

武胜门外田某儿媳患霍乱，吐泻无度，冷汗出，腹痛筋急，肢厥声小，皮瘪目陷，病来颇暴。予诊时，已服来苏散、藿香正气丸等药，虽无大讹，却不着痛痒，半日时刻，吐泻各在三十次以外，消息停顿，六脉全无，病已濒危，势不及救。察证确属寒多，欲与疠疫搏斗，拟通脉四逆汤加重其剂，方用：甘草二钱，干姜六钱，乌附八钱，并书简明医案于方首（霍乱寒多，渴不欲饮，饮亦喜热，舌苔白，吐泻多清水，不大臭，惟耽搁时间过久，救治较迟，肢厥筋挛，皮瘪目陷，六脉全无，病已造极。拟大剂温肾以启下焦生气，温脾以扶中宫颓阳，作最后挽救）。隔三时复诊，吐泻未止，厥逆未回，嘱照原方再进一剂；隔二时又再复诊，吐泻虽缓，厥逆仍未回，俨似正气与邪气同归于尽状，细审细察，探其手心，微有温意。曰：生机在此。盖正气过伤，迟迟其复，兆端已见，稍俟即当厥回向愈，嘱其续将三煎药服完，另用前方，姜、附各减为三钱，并加党参四钱，夜间作二次缓服。翌晨复诊，厥回脉出，已能起坐，特精力匮乏，为拟理中加知母、栝蒌根善后。

霍 乱 三

武胜门外张姓，为大堤口码头搬运工人，当酷热时令，在炎炎烈日之下工作，受暑较重，彼时（解放前）工人遭受压迫，生活艰苦，说不上讲卫生，霍乱疫症蔓延之时，安容幸免！病既发，又无力延医，奄奄待毙。予往诊询知病发竟日，已吐泻数十次，汗出较多，一身肌肉消脱，精华消磨殆尽，已吐无可吐，泻无可泻，并无汗可出，时或呃逆，守中枢钮将绝，危乎殆矣。察其四肢厥逆，六脉全无，目陷筋转，声小皮瘪，与上二案同。惟大渴，饮冷不休，齿槁，苔深黄，舌上无津，干裂刺手，两目结膜充血，筋抽急剧，烦扰不安，躯干皮部反燥熯枯热，吐泻秽臭，厥逆先从上两手起，此霍乱热多，垂笃垂危者。拟方清中定乱，解毒撤热，消释酷厉，润沃阴液，清涤暑秽，方用：黄连一钱五分，栀子二钱，黄芩三钱，厚朴二钱，木瓜、蚕砂各三钱，省头草一钱五分，滑石六钱，石膏、寒水石各四钱，甘草一钱，三剂，频频续进，一剂分二服，半日一夜，令六次服尽。翌日复诊，厥回脉出，原方减轻三黄，减去石膏、寒水石、蚕砂，加知母、栝蒌根各三钱，鲜生地一两，三日三剂，已能行坐。又复诊，前方去生地，加沙参三钱，一星期精力渐次恢复，勉可工作。按霍乱分寒热两大纲，所有大吐大泻大汗，转筋、厥逆、肉脱、目陷、声小、皮瘪等，要皆寒热俱有，共同证象，病已造极，无论为寒为热，均无脉可察，全重看法（古人或谓脉微欲绝不可治，予所治愈三百余例中，十之八九已无脉）。上二条寒多证象，与此条热多证象，两相比较，可得大凡。

霍 乱 四

武胜门外夏姓，因街市流行霍乱，夫妇均受传染，同日病发，均大吐大泻大汗出，肢厥脉厥，腹痛筋转，目陷皮瘪，证象颇同。但男则舌苔白，津满，渴不欲饮，喜热，吐泻清冷，不大臭，其筋转强直拘挛，是为寒多；女则舌苔黄，中心灰黑，津少，口大渴，饮冷不休，吐泻甚臭，其筋转抽掣急剧，是为热多。同居一室，同一样生活，又同日发病，满以为一病传化蔓延，细审病象，寒多热多两歧，疗法也不能不有所区别。是年疫证有用大热药愈者，有用大凉药愈者，此一夫一妇，一寒一热，一用四逆汤，甘草、干姜、附子、加萸肉、木瓜；一用甘露饮，白术、茯苓、猪苓、泽泻、条桂、滑石、石膏、寒水石，加蚕砂、省头草，均续续频进如前法，结果三剂后，夫妇均吐泻止，厥回脉出而愈。设互易其药，则后果何堪设想；或同用一法，则必有一方损害。仲景寒多不欲用水者理中丸，热多欲饮水者五苓散，此案前之通脉加减，后之甘露加减，不过就仲景法再进一步，病势较重，故药力较加，各随其病机而归于至当。所以寒剂热剂，大胆频频续进者，一则苔白、津满、不多饮、喜热；一则苔黄、津涸、大渴、饮冷不休。寒多热多，寒多不是无热，特寒为多：热多不是无寒，特热为多。病既复杂，治易犹疑，因疑生悟则可，因疑致误则不可。

劳　　复

马某女，妇科医生，病温，自为治疗，羁迟多日，过经不解，秽浊内干，清窍蒙蔽，气逆神昏，烦乱谵妄，乃请予诊治。脉弦数劲疾，苔黄而灰，底绛，舌上津少，盖邪热既炽，阴液复伤，拟清宫汤加减：卷心竹叶四十九片，莲子心八分，元参四钱，连心麦冬、连翘心各三钱，犀角尖六分磨汁，鲜芦根八钱，六味同煎，冲入犀角汁，外至宝丹一粒，先用银花露一两，温开水半杯化服，续服煎剂二剂，热渐减，神渐清。复诊，煎剂如上，改至宝丹为安宫牛黄丸，又一剂，得大便一次，通身漐漐有汗，热退气平神清，病已向愈，以归地养营加减善后。逾一星期，证象甚佳，无残余留邪状况。然当病方愈未大愈时，即与其爱人同宿，因之复热，昏顿谵妄。查温病表而再表，里而再理，前者去而后者来，如剥蕉叶，有清下至十余次而始愈者，但此病前此愈时，得大便，得周身汗出，内外之气俱通，必不至无端自复，询知确为劳复。舌如胭脂，津涸，困顿昏瞀，与前此热炽纯为动象有别，乃阴竭阳亢，余烬复燃，虚风上巅，较前次治疗，更费周折。拟方：鲜生地汁一两，青蒿露、地骨皮露各五钱，元参心、连心麦冬各三钱，犀角尖磨汁四分，白薇三钱，鳖甲四钱，鲜菖蒲八分，青木香二钱。三剂病减，五剂热退病除，再以归地养营加覆盆子、菟丝子、女贞子收功。此病治疗不难于前此之热入心包，而难于后此之犯房劳复，不得不清，不敢过清，不得不补，不敢过补，以补为清，以清作补，安其所因，随其所宜。

战　　汗

汉口吕某之长子，已成年。患温病，延汉上名医范某诊治。多日热不退，至第十四日忽烦乱如狂状，随即大汗淋漓，肢厥肤冷，昏顿不知人。延胡某会诊，方为理中地黄汤加减，温补脾肾，防其暴脱。范与吕商，谓此病已是生死关头，明系热证，何以突变寒证，明系邪实，何以突变正虚，疑窦至大，因亲至予处，邀往诊视一决。诊毕，吕问将脱乎？予称不会脱。范问尚可救乎？予曰可救。又问此病究为何患？予曰乃战汗。温邪久羁，与气血混为一家，清之不去，透之不出，七日来复，现十四日，为两七日，邪衰正复，邪正并争，方有此番遽变。惟此系病机转好而非转坏，若不战则邪终不除，病终不愈，战者正气伸张，体工抵御力强，驱邪外出。必前此于病程中方药治疗斡旋如法，乃有此最后转关之一着，否则内陷内攻，求其一战而不可得。古人云：正战时不必服药，则肢厥亦勿须讶矣。今病者脉重按不绝，出入息匀，决不至脱，如必防脱，备独参汤以待，然非至吸短呼长，汗出如油勿用。至夜半，得阴气之助，厥当回，汗出当止，再观邪去尽否商议治法。范击节称是，吕则犹半信半疑，但胡医方药不敢服，姑观其变。至夜半汗止，手足温，神识渐清，热退病除。后以竹叶石膏汤、外台十味煎等清养清补收功。此病我断为战汗，由温病战汗条得来，断为夜半厥回，由伤寒证象阳旦，夜半手足当温条得来，查脉息呼吸，知其非脱，由临证经验得来，于此可见伤寒原理可用于温病，温病治疗可通于伤寒，要在辨之明、处之当耳。

亡　阴

胡姓妇女，年七旬晋四，体瘦神健，年高液衰，大便坚，夏月伤暑，兼感凉，医者满纸参、耆、术、苓，内外合邪，搏于少阳如疟状。更医，不知邪在腠理膈间属少阳，误为入腑属阳明。迎合病者意旨，下之，邪热内陷，胸胁痞满，气逆撞痛，液枯神怯，循衣摸床，势急矣，已集家族备后事。闻名延予诊，脉数劲急，又参伍不调，七八至或十余至一止，疑其亡阴，查其舌，果如去油猪腰，无津，症属不治，静思，得其可治数端：伤寒，若已吐下、发汗、温针、谵语，柴胡证罢，此为坏证，此病虽误下，无谵语，午后发热，柴胡证未罢，可治者一；又阳明病，心下硬满者，不可攻之，攻之利遂不止者死，此病虽误攻下，利数次即止，无一泻不止现象，可治者二；一部伤寒论，纯为救津液，审察津液存亡之法，尤注意小便，小便利者，其人可治，此病尚有小便，内液未尽夺，可治者三。盖亡阴固在不治，而阴未尽亡则尚在可治之列。救治奈何？凡柴胡证下之，若柴胡证不罢者，复与柴胡汤，此病大好在柴胡证未罢，但单热不寒，与柴胡正治有别。用后贤清解少阳，兼清热保津法，热去，转用大剂甘寒润沃之剂，二剂津回舌润，自大便一次，神志清楚，惟胸膈痞痛，气逆上冲残在，仿泻心汤意，去其大苦，一剂气稍下，膈稍舒，然舌上津液复去，急改清润养液，津液既足，则大便自然通畅，正气既充，余邪自不容留，劝安服清养肺胃之剂收功。此病虽获痊愈，然已大费周折矣。

尸　厥

武昌周某室，年三十八，体质素弱，曾患血崩，平日常至予处治疗。此次腹部不舒，就近请某医诊治，服药腹泻，病即陡变，晕厥瞑若已死，如是者半日许，其家已备后事，因族人以身尚微温，拒入殓，且争执不休，周不获已，托其邻居来我处婉商，请往视以解纠纷，当偕往。病人目瞑齿露，死气沉沉，但以手触体，身冷未僵，扪其胸膈，心下微温，恍惚有跳动意，按其寸口，在若有若无间，此为心体未全静止，脉息未全厥绝之症。族人苦求处方，姑拟参附汤：人参一钱，附子一钱，煎浓汁，以小匙微微灌之，并嘱就塌上加被。越二时许，复来邀诊，见其眼半睁，扪其体微温，按其心部，跳跃较明晰，诊其寸口，脉虽极弱极微，亦较先时明晰。予曰：真怪事，此病可救乎？及予扶其手自肩部向上诊察时，见其欲以手扪头而不能，因问：病人未昏厥时曾云头痛否？家人曰：痛甚。因思仲景云：头痛欲绝者，吴茱萸汤主之。又思前曾患血崩，此次又腹泻，气血不能上达巅顶，宜温宣冲动，因拟吴茱萸汤一方：吴茱萸三钱，人参一钱五分，生姜三钱，大枣四枚。越日复诊，神识渐清，于前方减吴茱萸之半，加人参至三钱。一周后病大减，用当归内补建中汤，炙甘草汤等收功。予滥竽医界有年，对气厥、血厥、风厥、痰厥屡见不鲜，真正尸厥，尚属少见，幸而治愈，因录之，以供研究。

热　厥

汉口昌年里街南，某氏，体质单薄，弱不胜衣，秋月患时感，伏暑夹燥，方书名为秋温。二十余日不解，体温四十二度（摄氏），舌绛唇焦，自汗出，颊赤，昏顿，气喘不足以息，言语难出，不仅不能起坐，即头依枕部亦必低垂，不能左右顾，气血两燔，病已造极，邪既亢甚，正又不支，古人所谓温病虚甚死，殆即此类。其脉微细欲绝，兼虚数，时似一止，曰：此病大难，温邪久羁，弥漫胶着，表里既已合邪，气血混为一家，清窍蒙蔽，风阳上巅，治疗重在救液；邪热正炽，滋之而液未必肯复，重在清热，汗出已多，安容再泄。惟滋而不腻，清而能固，以清为滋，以滋为固，阴阳不再乘违，内外渐趋协和，或望回苏。方用：鲜生地一两，鲜石菖蒲七分，同捣汁。青蒿露八钱，银花露八钱，犀角尖磨汁五分卷心竹叶四十片，莲子青心五分，连翘心二钱五分，佩兰叶一钱，鲜石斛四钱，后五味微煮，冲入前各汁。服一剂，出汗较少，略安；二剂，热渐减，汗又较少。复一诊，去竹叶、银花露，加白薇三钱，地骨皮露八钱，热大减，汗渐止，勉进薄粥半杯，水梨数片。三诊，去白薇，犀角减为三分，加玄参心、连心、麦冬各三钱；再二剂，热退身凉，气平神清，惟困倦乏力，诸虚百不足，乃以清养肺胃，育阴醒气之品收功。调理一月全愈，此病退热不用青蒿、鳖甲、柴胡，清骨宣窍不用至宝、安宫，清里不用紫雪、碧雪，均值得参考。

厥　冒

汉口马某，幼年患遗精，年长以来，深自警惕，然已成习，且肾气不固，有欲制之而不能者，因之身愈尫羸，未老先衰。时逢秋旱，气候甚燥，以阴虚之人，兼之烦劳，是以暴发，心体跳跃波动大于平人四、五倍，不能寐，奄忽眩冒，颊赤，为诸厥状，日数发，自觉尻骨内热气一缕上熏，厥象即作，经汉上名医某诊治无效，邀予会诊。予曰：前方补虚养血良是，但太缓，不济急。此病水不涵木，肝阳上冒，真阳脱出，心受冲击，剧则晕厥。《素问》云：烦劳则张，精绝，辟积于下，使人煎厥，血菀于上，使人薄厥。此例已临险关，非大剂甘寒苦寒化合，益阴敛阳，镇纳吸引不可。拟方：生地三两捣汁（滓同煎），胡黄连一钱五分，紫石英、代赭石、磁石各三钱，赤石脂、滑石、山萸肉、龟甲、鳖甲各四钱，牛膝、青木香各三钱。一剂略安，二剂晕厥心跳渐减，三剂勉能安寐，热气上蒸之象渐止。因大药治病，衰其半而止，将方中苦药减去，坠降药减轻，佐以清补，盖急则治标，缓则培本。讵翌日心跳加剧，晕厥渐作，尻尾内热气觉又跃跃欲动，急仍改用前拟大剂，守服十剂，晕厥方止，心跳方减；二十剂，晕厥始愈，心跳方大减；三十剂，诸证悉愈，恢复工作，后以复脉去姜、桂加金、石、介、贝之属，熬膏收功。凡大病须用大药，药果得当，力愈大而功愈伟。周礼采毒药以供医事，即此道理。如马君疾，药稍减轻，病即复作，倘稍迟疑，何有生望。守服三十剂而愈，何其迟迟。虽曰重剂，乃世俗所谓重，对病则犹嫌轻，倘若倍之，当在二十日内可愈。

晕　厥

吴某，早年在鄂，曾与予同院居住，渠晚年卜居中和门楚王台畔，环境尚佳。讵往岁劳碌，精神亦健，后得暇豫，反多疾病，频频晕冒，证象特殊。自觉初起热气一缕发自尻际骨中，循尾闾腰脊上蒸，若至胸部正对背处，其热气突出向前，由背至胸，由胸至腹，渐次下行，轳轳有声，矢气或小便后，病即中止豁然；若不由背转前，直冲而上，则头脑胀闷、烘热，耳鸣目眩，面赤、自汗，言语难出，不能动弹，如醉状，历二时三时或半日不等，饮食如常，身体反胖。此病病家不能自言其所为病，医家亦不能肯定断为何物病，似虚风上巅而非虚风上巅，似真阳脱出而非真阳脱出，观发自尻而不发自腰，并非元阳蕴藏之命门，初用虎潜丸镇纳填摄，似效不效，继用白薇汤，吞下大补阴丸，清敛其上，镇固其下，小效，病终不愈。后思先议病后议药，客邪深伏焦原（即命门真元所在），同于温病邪伏募原；客邪与真元混为一家，同于温邪与气血混为一家；客邪深入命门，横溢奇经，同于温病伏邪溃出，如剥蕉叶，前者去而后者来。逆其势而强之下折，何若顺其机而俾之自安。借用升麻鳖甲汤，合前白薇汤大补阴丸，三方合裁加减，外加紫河车，和少许蟾酥，少许麝香，半搜剔、半镇纳、半清扬、半敛固，一月病少发，二月病全止，但仍不敢动作，惟引椅而卧，后强使之行，并无过累及发病状态，自是每晨出城门走一转，十日后行动如常人。

气　厥

陈姓，江苏人，其爱人病心膈痛，突尔昏迷不知人，不能动，冥然罔觉，延予往诊。其脉参伍不调，时或一止，正思索病来如此之暴，未真正了解，安敢冒昧处方。适见其家属坦若无事，异之。问病者何日起病？曰：昨日尚好，今晨心膈痛，随即闷闭；又问：往日痛过否？曰：痛过，此病已多年，或三、五月一发，或半年一发，或一月数发不等，轻则心膈痛，重则痛剧而晕瞀。予曰：往日病发闷闭，如此次毫无知觉否？曰：轻则一时半时，重则二、三时方醒。予曰：我知之矣。因思问诊未可忽，望诊尤未可忽，此病苟非查其环境，问其病历，何由知其底细。究之心痛至于暴厥，总属大病，素问云：血之与气，并走于上，则为大厥，厥还者生，厥不还者死。此病往日发后，不久清醒，以昔律今，此次亦必不久清醒，但详察经言，亦有不还者，一丝不续则真机绝，不可忽视。因取许叔微白薇一方：白薇四钱，当归须三钱，人参须二钱，甘草一钱，加苏合香丸如大豆大三粒，分三次化开灌下，隔半时一次，不醒，再服一剂。翌日复诊，云服药二次，未终剂已醒，现已坐立，言动如常，病既愈，以越鞠归脾加减，半调半疏，停药逾一月，其病复作，缘病至肝气较旺，最易动怒，心脑易生阻碍，仍用前方，俟厥回后，再以消瘀导滞，柔筋通络，宁脑宁心为治，仍用白薇汤为主，加石决明、龙齿、石菖蒲、天竺黄，又改作丸剂，再加琥珀、熊胆、缬草、朱砂常服，后数月未发，饮食有加，体渐丰腴，不似前之尫羸矣。

惊　厥

抗日战争时，予僻处山岩，一日傍晚，有彭姓少妇来请出诊曰，病孩惊厥已三日，音哑鼻煽不知人，遂与同往。至则见病孩僵卧床上，目正圆，赤筋暴露，舌上无津，干缩，皮肤炕熯，郁热蒸蒸，询知发热八、九日，三日前狂谵，续变晕厥，诊脉弦劲。予曰：热入心包，风阳上巅，心脑同遭震撼，液为火蚀，窍为邪蔽，病已濒险。拟方润液救津，撤热散结，宁心透络，回苏醒窍，用鲜生地一两，元参心四钱，连翘心、连心麦冬各三钱，莲子青心七分，卷心竹叶四十片，苦百合四钱，犀角八分磨汁，冲服。鲜苇茎三两，煮水煎药，分二次化服至宝丹一粒，当晚一剂，明日晨午一剂，下午复诊，病无进退，询知多日未大便，仍用煎剂，改至宝一粒为碧雪二钱，二次化服。越日再诊，得大便一次，皮肤微似汗，眼活动，半有知觉，惟不语，仍以前药，再化服至宝一粒，翌日厥回神清，知呼饮，后以清宫、清络、生脉、复脉加减痊愈。

薄　厥

汉口张姓子，年十二，头剧痛，高热，住后湖某医院治疗，羁延多日，卒至音哑神昏，气逆鼻煽，两目天吊，颈项强直，某医院断为脑炎，不可救治，嘱令抬回。予诊时见其昏不知人，痰声轳轳，头汗出，左颧有红块如棋子大，两目无光，黑睛几似煤炭，脉躁急兼滞涩。予曰：此与素问血之与气并走于上，则为大厥，血菀于上，使人薄厥相似；又与素问色营两颧，营未交，与厥阴争见者死相似。予筹思良久，拟方：鲜生地二两，捣汁，汁冲服，滓同诸药煮，怀牛膝四钱，珍珠母四钱，龟甲四钱，代赭石三钱，赤石脂三钱，寒水石四钱，琥珀末八分，犀角磨汁八分，竹沥四钱，上八味，以水五杯，煮取一杯半，去滓，过滤，再入生地汁、犀角汁、竹沥，频频灌之；翌日复诊，略缓，尚不显著，仍用前方，加紫雪八分；越日再复诊，目已能动，渐有知觉，仍用前方，去紫雪，用碧雪一钱，是夜得大便一次；又翌日再复诊，神识大清，改用犀角地黄汤加减二剂，后以生脉、百合地黄二方，合裁加减收功。

中　恶

汉口某姓子，方五岁，突尔晕厥，冥然若死；请速往救。按其脉，平平微数，无大异，扪其体，不大热，不冷厥，亦无大异，鼻息微粗，时偶一太息，惟不知人，不语，僵卧几似尸厥。问之昨晚临睡时甚好，无他病，今晨察其有异，再审，始知晕厥。予曰：此卒中也，类似客忤中靥，内部闭阻，连脏则死，连腑则生。今脉和如常，体温无异，并无脉停脉死及冷逆青紫等现象，与扁鹊所谓血脉治也，而何病类似，大抵气过血还，移时方寤，半日一日间，可望苏醒。拟方：苏合香丸一粒，用竹沥三钱，姜汁数滴，加温水半杯，二次化服，半日二剂，午后复诊，手足渐可移动，眼珠微活，改苏合香丸为至宝丹，服法如上，服至一粒半，渐次眼睁，随即坐起，傍晚再诊，嘱令静养，明日将下剩半粒药服完，以后不必再服药。或问：卒中中恶古人仓公散、外台丹砂丸、录验五疰丸、八毒赤丸，均大毒大温，今所用苏合香微温，通则有余，温则不足。曰：此病无沉寒痼冷证象，故不取其温，惟取其通。又问：既用苏合香之温，何以又用至宝之寒？曰：此病既无大寒，又无大热，故寒温并用，多方以求，随其所宜，适得其平。治病不可不明古方，不可不明古法，又岂可泥守古方，泥守古法，一言以蔽之曰，以适合现实病机病情则宜。

中　风　一

汉口剧界余洪元，前当六十岁时，曾患中风，口眼㖞斜，半身不遂，卧床不起，不惟不能坐行，且不能转侧，面赤气粗（风犹未熄），痰声轳轳，神识半昏，时或晕瞀，食不易下，非难吞即自落下。时历四月，中西方药无效，延予诊治。脉乍密乍疏，弦劲中带滞涩象，病机脉象均颇坏，此病乃《素问》所谓血之与气，并走于上，则为大厥，血菀于上，使人薄厥。病者年逾花甲，春秋已高，献身文艺界，无暇休息，平时血压即高，工作又忙，烦劳则张，平衡失驭，风阳上冒，激荡不宁，均是促成此病暴发因素。且病逾百日，犹复面赤气粗，气血上并，冲激未已，病之坏处在此。然气来犹盛，未成痼疾，以我阅历，病犹可愈。此际治疗，镇敛浮越，平戢孤亢（熄未熄之风），冀可暂免急遽变化，再商办法。拟方：白薇、百合各三钱，龙骨、牡蛎各四钱，紫石英、灵磁石、赤石脂各三钱，寒水石，滑石各六钱，大黄一钱五分，铁锈末三钱，荆沥、竹沥各五钱（二沥冲服）。一星期略安，得大便一次，原方减大黄为一钱，加琥珀末五分，怀牛膝四钱。又一星期渐佳，大便二次，面赤气粗，痰壅神昏等象锐减，手足能动，勉能起坐，原方去大黄、铁锈，加鲜生地一两，山萸肉三钱。约二星期，病愈大半，后于前方去寒水石、滑石、荆沥，时加菖蒲、泽兰、甘松、橘络、青木香等，前后约六十日，痊愈。

中　风　二

汉口高某，其爱人患中风，口眼㖞斜，半身不遂，言语謇涩，转侧维艰，延予商治。见其颜面灰白，并不红润，脉亦微弦劲，并不数急，无诸热型，看不出热极生风，风阳上冒等象。以为实则非纯实证，且年方四十岁月，并不为老，身犹壮健，体质并不为弱；以为虚则非纯虚证，病机不甚紧迫，病理却多纷歧。询知经事适来，偶因烦劳折回。予曰：盖月事轮回，偶因情志激荡阻隔，迫而逆流上冲，干犯于脑，不显气盛热炽等象，只显半身不遂，不显神识昏瞀者，此与血厥、血晕类似，乃中风病之又一原因，不得局限外风一途，亦不得局限任何原因之一途。拟用许氏白薇汤及杨氏紫金丸合裁加减：白薇四钱，归尾、白芍各三钱，甘草一钱，怀牛膝三钱，白茅根四钱，橘络一钱，青木香五钱，同煎，紫金丸三钱（即蒲黄、灵脂二味炼制），用前药汁二次吞服。三剂，经畅行，手足渐次活动，原方去紫金丸，续服三剂，渐能起坐。前方去牛膝，归、芍加为各五钱，守服一星期，痊愈。病者已能用人牵扶步行住宅左右一周，自示能行以为快。上案侧重降逆豁痰，此案则侧重消瘀通络，因病施治。

中　风　三

康某，湖北人，向在汉营商，年五十，体弱阴亏，素患头晕心慌，不安寐，状若怔忡，当时（解放前）竞逐互争，操烦过度，精神因愈损坏，突而昏仆，口眼㖞斜，言语謇涩，半身不遂，不能转侧，面间热气虽不甚大，而唇色过赤，脉弦数，弦为阴伤，数则为热，阴不与阳平，阳不秘藏，烦劳则张，气血上并，世所谓阴虚生内热，阳化为风，厥阴虚风上巅者。拟润沃阴液，戢敛浮越，逐瘀通络，豁痰醒窍，方用：干生地二两蒸绞浓汁，大黄一钱渍取清汁，藏红花八分酒拌沸水渍，犀角八分磨汁，鲜竹沥六钱，五味和匀，炖微温，二次服。三剂，病略减；再三剂，又减；改为煎剂：白薇、百合各四钱，生地八钱，山萸肉三钱，茯神、枣仁各三钱，龙齿三钱，珍珠六钱，怀牛膝、白茅根各四钱，甘草一钱，续进六剂，更大减。后各随病机，加桑螵蛸、阿胶、泽兰、木香之属，约二十剂，全愈，能步行出街。查中风多属实证，然亦有血不营周，气不充贯（不仅贫血，而且少气），纯属虚证。且有虚实错杂，互为因果，或下虚上实，上实下虚，或虚中夹实，实中夹虚。此案乃下虚上实、实中夹虚之一例。

中风四

万县苏某，湖北人，寓万多年，抗日战争时期，苏年六旬，春秋不高，体不胖，亦无中风素质，偶尔跌仆，感觉心烦头晕，手足麻痹。湖北同乡某因他事往晤，自谓知医，为处方，满纸参耆术附，麻桂羌薄。服二剂，因而口眼㖞斜，半身不遂，昏瞀不知人，痰声辘辘，势颇危殆，此时已音瘖不语，语亦不明晰，请予往诊。脉弦数劲急，气升痰升火升，一派风火激荡，实证景象。拟方：鲜生地汁二两，大黄一钱（泡汁），白薇、百合各四钱，怀牛膝六钱，石决明八钱，犀角八分（磨汁），鲜石菖蒲六分，天竺黄三钱，竹沥八钱，白薇等六药煮取一杯，兑入三汁一沥，分三服，日二夜一。明晨复诊，气火略平，神识略清，见予知点头。以多日未大便，原方去菖蒲、竺黄，加火麻仁、郁李仁各三钱（研）。越日再复诊，病机大转，已能言。后因误信人言，改请他人诊治，以致病情剧变，方隔三日，街市即传苏已病故，我深为愕然。此事始误在彼之漫不经心，后误在彼之仓皇失措。

干 血 痨

陈镜湖，万县人，半业医，半开药铺，有女年十七，患干血痨。经停逾年，潮热，盗汗，咳逆，不安寐，皮肉消脱，肌肤甲错，腹皮急，唇舌过赤，津少，自医无效，住医院亦无效，抬至我处，困惫不能下轿，因就轿边诊视。脉躁急不宁，虚弦虚数，予曰：脉数、身热、不寐，为痨病大忌，今三者俱全，又加肉脱皮瘪，几如风消，精华消磨殆尽，殊难着手。渠乃为敷陈古今治痨方治，略以《金匮》以虚痨与血痹合为一篇颇有深意，仲景主小建中阴阳形气俱不足者调以甘药，唐·孙氏又从小建中悟出复脉汤，仲景用刚中之柔，孙氏用柔中之刚，功力悉敌，究之死血不去，好血无由营周，干血不除，新血无由灌溉，观大黄䗪虫丸，多攻破逐瘀之品，自注缓中补虚，主虚痨百不足，乃拟方：白芍六钱，当归四钱，生地四钱，鳖甲五钱，白薇三钱，紫菀、百部各三钱，甘草一钱，大黄䗪虫丸十粒，煎剂分二次服，丸药即二次用药汁吞下。十日后复诊，咳逆略缓，潮热盗汗渐减，原方去紫菀、百部加藏红花、琥珀末各八分，丸药米酒下。又十日复诊，腹皮急日渐宽舒，潮热盗汗止，能安寐，食思渐佳，改用复脉汤嘱守服久服。越三月，予在高笋塘闲步，在某药店门首见一女，酷似陈女，询之果然，系在渠家作客，已面有色泽，体态丰腴，不似从前尪羸。虚痨素称难治，然亦有短期治愈者。

肺　痿

杨某，湖北武昌人，年四十。久咳，遂成肺痿。来我处诊时，病已造极，潮热盗汗，脉虚数，肌肉消脱，皮肤甲错，面目黧黑，稍动即息贲，气不接续，浊痰胶结，浓于黏糊，不能平卧，亦不能仰靠，须两手撑床，曲背如虾状，以头向下，如小儿游戏翻筋斗然，不能寐，万分疲极时，作此状稍安。所以然者，浊痰堵塞，无力搏出，必曲背头向下，痰方稍松，气方稍平。予多方以求，清肺热，化肺痰，理肺气，润肺燥，补肺虚，遵依古方，与病消息，似效不效。一日，杨与友人闲谈，闻某病肺痿，系服樟木刨叶治愈，适邻舍木工，有用樟木者，拾其刨叶煎水服一盅，是夜小安，深信樟木之效；翌日，拾一大包约斤许，用大罐煎之，满饮两大碗，逾时腹痛泻利不已，脉弱气微，不能动弹，困惫不支，奄奄一息。急请予诊，至则现证虚败欲脱，以止泻固脱救治。方用：苡仁、芡实各五钱，石莲肉、山药各四钱，人参一钱五分，粟壳三钱，干姜炒半黑一钱，甘草一钱，二剂泻止，勉进薄粥。自此，年余未平卧者居然平卧。续用五白宁肺散、紫菀汤、百部散出入加减，热潮渐退，痰滞渐豁，约一月病大转好。后以延年贝母煎、崔氏苏子煎调摄痊愈。予因此有感于中，樟木水何以能疗肺痿？盖樟木香臭甚烈，有毒，滑泻力强，能稀释胶结，搜剔幽隐，涤荡潴秽，与葶苈大枣泻肺汤类似，但葶苈大枣泻肺汤是治肺痈实证，此是肺痿虚证，何以亦能治？且前次我按法用药，何以不救？自服樟木水后，何以服用前药又有效？盖前药未达有效量耳。浊痰随来随积，去少积多，如何能效？服樟木水后，浊痰老巢已破，半疏半调足矣，所以得愈。惟杨服樟木水过量，是以变生险象，但病反因而速愈，亦未始不由于此。可见大病须用大药，不得先将一个“虚”字横在胸中。如虚劳门诸虚百不足，用大黄䗪虫丸，水气门胸满惊烦，不卒死，用十枣汤，诸可推证。后友人何镜澄室及王惠桥张姓病，瘘象已成，均仿此案意治愈。

肺 痈

湖北葛店，万姓妇女，患肺痈，病已危急，远道着人邀诊。入门后隔寝室尚远，即闻病者齁喘声，至病室，见其床侧置篾箕一具，内铺柴灰，上积病者所吐之五花脓痰厚半寸许，约计不止一菜碗。询问经过，据答吐如此脓痰已一周矣。行近病榻，见其靠坐，面部微肿，眼珠外突，齁喘如曳锯，胸前拒按，烦郁胀闷，脉劲数，时或一止，参伍不调，断为肺痈，化脓穿溃，病已濒危。其族人杏林春药房陈某，深于医，曰：此病固险，然儿女幼，乏人教养，愿先生尽力救之。予思《金匮》有言：肺痈始萌可救，脓成则死。玩一“则”字，有急转直下意思。今吐脓血七日不死，或有一线生机；又思金匮主葶苈大枣泻肺汤，是肺痈将成，乘其未集，今脓已成，原方不适宜，因又取千金苇茎汤合裁加减，拟方：苦葶苈六钱，苡仁五钱，瓜瓣八钱，桃仁三钱，鲜竹沥八钱，鲜苇茎半斤熬水煎药，三日进三服，胸痛渐松，齁喘渐缓，痰浊渐稀，原方加减，嘱再服三剂。服药病机又再减缓，仍宗前方，加重其制，又日服二剂。约半月，齁喘始止，脓血始净，前后用葶苈约一斤半，始意不敢多用，不泻又服，出意料外，始终未腹泻。后以瓜贝养营汤、外台十味煎调摄收功。此病自起至愈，时仅两月，病愈后面色丰腴，皮肤润泽。此病出死入生得力前杨姓肺痿案之助益不少。不仅肺痿、肺痈，后治其他肺病，得此两案之益亦不鲜焉。

齁　喘

武昌粮道街，伍亿丰伍秀章君，体质素弱，下元衰败，又肺气痹阻，患齁喘有年，秋冬起北风，天时陡变时易发，每发六七日，或十日以上不等。证状较剧，气逆奔迫，齁鼾如曳锯，不得卧，几不能支，以两手握床柱，张口息肩，目胀如欲脱状。但其喘为肺喘而非肾喘。为气痰胶结、肺气痹闭之实喘，非真元不固、真气欲脱之虚喘。喘病在上为实，在下为虚，古有此说，苟果肾喘，连经则生，连藏则死，气还则生，气不还则死，早生危变，遑能久安。频年屡经诊治，知其病历，此病实而夹虚，不是虚反成实。未发治脾，勿俾痰生；已发治肺，勿俾痰阻，古人亦均论及。病发若轻，疏上兼可固下，病发若重，不遑其他，惟专治上，可分用亦可合用，并可参错用，或日服疏肺剂，晚服固肾剂，后服疏肺剂，随病所至，适事为故。现拟先疏肺，所谓疏，非仅疏利之疏，乃包括滑利泄下等等。总之疏而勿令伐正，固而勿令滞邪，是为得之。拟方：紫菀、百部各三钱，苦葶苈四钱，竹沥、荆沥各四钱（如无荆沥，竹沥用八钱，如姜汁少许），苡仁、百合各五钱，瓜瓣四钱，鲜苇茎八钱，七味煎，冲入二沥，分温二服。二剂，喘减三之一。复诊，原方葶苈减为二钱五分，又二剂，齁喘减三之二。三诊，日服原方，晚另服黑锡丹一钱，三剂，齁喘止。四诊，紫菀、百部、百合各一两五钱，栝蒌、川贝各二两，厚朴、橘红各一两，茯神一两五钱，杜仲、补骨脂、紫河车各一两，适量竹沥为丸，如梧子大，烘干，每服一钱至二钱，日二次，疏上固下，丸剂缓调，一方两扼其要。后予因事去鄂，病发，守前方前法出入加减，亦颇有效。

肺　痹

肖某之女，长沙人，前在新疆乌鲁木齐工作，往来戈壁沙漠间，由于携带衣具少，适值大风，为风沙袭击，患胸痹短气，咳逆齁喘不得卧，音瘖，目钝少光，珠微突出，病历有年，时轻时重，时发时止，来中医研究院诊察。X线透视见肺门纹理粗糙，两肺野显示透明度较强，两膈位置较低（下降）并运动不良，为加简明按语：咳逆喘急，不得卧，音瘖、脉虚数，病历年久，肺伤较重，清肺利膈，豁痰散结，以开上痹，敛浮越，畅中气。拟方：柔紫菀、百部根各三钱，全栝蒌四钱，大浙贝三钱，川厚朴一钱五分，小杏仁、天竺黄各三钱，化橘红一钱五分，左牡砺钱四，鲜苇茎六钱，甘草一钱，鲜竹沥四钱，同煎去滓，冲入竹沥，分温二服。复诊三次，约三星期，有效，咳喘减缓，勉能安寐，声音渐出。审度此病，肺伤较重，决不如是痊可之易，但既有效，即按法治疗，不敢多事，若病发时，再作进一步治疗办法。喘病在上为实，在下为虚，未发治脾，已发治肺，此病与脾关系小，拟未发疏肺，已发泻肺，后在疾病过程中，微发则加重疏肺并微兼泻意亦有效，两月余相安无事。曾再至新疆及回长沙故里，长途奔驰，舟车劳顿无恙，讵住京偶因感冒突然触动大发，齁喘如曳锯，鱼口气急，目钝色苍，证象特殊（此为本院治疗中大发第一次）。即按前规划，急与泻肺，药用：全栝蒌五钱，半夏三钱，枳实、厚朴各二钱，苦葶苈炒研、瓜瓣各四钱，小杏仁、天竺黄各三钱，苡仁四钱，鲜竹沥八钱，三剂减缓，六剂平复。后于清肺养肺中，亦侧重疏肺，勿俾浊痰滞气瘀塞，容易再发，现经年少发，胸次开豁，食思转旺，体重加增，面间欣然有腴色，病已向愈，再经调摄休养，可望恢复正常。

胸　痹

武昌宋某，患胸膺痛数年，延予诊治。六脉沉弱，两尺尤甚，予曰：此为虚痛，胸中为阳气所居。经云上焦如雾，然上天之源，在于地下，今下焦虚寒，两尺沉弱而迟，在若有若无之间，生阳不振，不能化水为气，是以上焦失其如雾之常，虚滞作痛。治此病，宜摆脱气病套方，破气之药，固在所禁，顺导之品，亦非所宜。盖导气始服似效，久服愈导愈虚，多服一剂，即多加虚痛。胸膺为阳位，胸痛多属心阳不宣，阴邪上犯，脉弦，气上抢心，胸中痛，仲景用栝蒌薤白汤泄其痞满，降其喘逆，以治阴邪有余之证。此证六脉沉弱，无阴邪盛之弦脉，胸膺作痛即非气上撞心，胸中痛之剧烈，与寻常膺痛迥别，病在上焦，病源在下焦，治法宜求之中焦。盖执中可以运两头，且得谷者为后天之谷气充，斯先天之精气足，而化源有所资生。拟理中汤加附子，一启下焦生气，加吴茱萸，一振东土颓阳。服十剂后，脉渐敦厚，痛渐止，去吴萸，减附子，又服二十余剂全愈，数月不发。次年春赴乡扫墓，因外感牵动又作，体质素弱，真气未能内充，扶之不定，而况加以外邪，嗣后再发，再治再愈。治如前法，与时消息，或温下以启化源，或温上以宣化机，或温中以培生生之本，又或申引宣发，合上下而进退之，究之时仍微发，未能除根，盖年逾八八，肾气就衰，未能直养无害，经进一步筹划，觉理中加附子虽曰对证，而参、术呆钝，徒滞中焦，桂、附刚烈，反伤阴液，因借镜虚劳而悟到仲景小建中汤刚中之柔，孙处士复脉汤柔中之刚，纯在凌空处斡旋，不以阳求阳，而以阴求阳，直于阴中生出阳来。丸剂常饵，带病延年。克享遐龄，于此盖不无帮助。

结　胸

汉口雷某，患风湿痹，支节痹痛，腰脊为甚，自觉尻骨下近臀际凹处胀闷不舒，偶至我处诊视。予曰：风湿乃常有症，不足异，所可异者，尻骨下凹处为长强穴，乃督脉基缘所在，前连任脉，后贯脊髓，上通脑海，邪入此中，酝酿成患，治疗不易。后支节痹痛向愈，惟尻部痹痛转剧，难以转侧，羁延日久，诸药不效，始忆吾言，来我处诊治，多方以求，幸而获愈。越次年，患化脓性胸膜炎，于胸部右侧开口，放出秽浊腥臭脓血，但术后二阅月脓不尽，不收口，遣其爱人来我处商治，往诊，见其病虽险恶，尚在可治之例，按原方加减。拟方：栝蒌实四钱，枳实二钱，桃仁、土贝母各三钱，瓜瓣、苡仁各五钱，土茯苓四钱，桔梗一钱五分，甘草一钱，鲜苇茎一两，上十味，以水七杯，先煮苇茎取五杯，去滓，再煎栝蒌实等各药，取一杯半，分温二服，晨午各一次，晚另服雷氏六神丸五粒，白饮、银花露各半吞下。三剂，病略佳，煎剂仍用原方，丸剂六神丸减为三粒。又三剂，胸次渐舒，脓出亦少，前方去六神丸，煎剂改用全栝蒌四钱，桑白皮、地骨皮、土贝母各三钱，蒲公英、土茯苓各四钱，苡仁、鲜苇茎各五钱，青木香三钱，乳没一钱五分，甘草一钱，嘱守服二星期，脓尽收口，平复如常人。

卒 心 痛

张某，素患高血压，常服寿比南成药，此次未病前数日，偶尔感冒（与本病无大关），嗣发生心绞痛，连及胸背胁腹，日数发不等。痛时，如人以手抓心然，面貌变色，自言六神无主，坐卧不安，痛苦难以言状。以病势急迫险重，来中医研究院诊察。诊得脉弦劲中带滞涩象，盖气血瘀痹，内有郁滞，病根虽久，病发较暴，为卒心痛。予治疗此病分三个阶段，初拟利膈通络，消瘀散结。处方：全栝蒌四钱，京半夏三钱，枳实二钱，黄连一钱，制没药二钱五分，当归须三钱，石菖蒲一钱，川郁金三钱，琥珀末五分。一星期有效，痛的次数少，痛的时间短，大有改善。然后仍宗前法，加软坚变质之品。处方：全栝蒌四钱，京半夏三钱，枳实二钱，黄连一钱，吴茱萸七分，当归须、鳖甲各四钱，郁金三钱，琥珀末五分。又一星期，效显著，病机大缓，症状又见减轻，发作较少，精神亦较好。最后减轻破血药加养血药，减轻破气药加和气药，大药治病，衰半而止，改用半疏半调，渐次由少发以至不发而愈。此病治疗，自初段至后段，前后约一月。

噎膈

李某之爱人患噎膈，自云已三十年，近年加剧。其脉虚数，兼带滞涩象，其证心下痞结，胃脘闷痛，食不得下，自觉食至近胃处，转弯下去，方保安受，否则必须吐出，饥则心慌馇杂欲食，食则痛剧欲吐，吐后再食，食后又吐，不吐，则以手指探喉际令吐，痛苦莫可名状。拟方利膈舒脘，醒气活血，辛苦开降，方用：栝蒌五钱，半夏三钱，黄连一钱，干姜一钱五分，枳实一钱五分，郁金三钱，甘草八分，服药三剂后稍安。病者问此病能愈否？予答噎膈重病，非短期可愈，但能安心服药，安心静养，积以时日，亦有向愈者。予思此证虽历年久，体虽虚而为实证。古人治噎膈虚证，有资液救焚汤；噎膈实证，有进退黄连汤。因参酌二方间，合两法为一法，随病损益，半润养，半舒展，半疏利，则不拘拘用其药，却处处师其意。如用前方加参须、归须、柿霜、瓜瓣，或去半夏加蒌根、萎蕤，或去枳实加橘红、缬草，或去郁金加琥珀、血竭。随其所主，多方斡旋，三月病减，半年大减，一年全愈。此媪已七旬余，现精神康健，自云病未复发。噎膈本难治，而亦有治愈者，录之以供参考。

肝阳上越

前苏联外宾某女士，为北京俄语学院教师，数年前时或感觉头痛，多在颅顶及两侧，膝踉等关节亦感不适，近年发现高血压，头痛增剧，耳鸣，心悸，不安寐，甲状腺肿大。初来我院时，血压150/94毫米汞柱，为拟简明医案：头痛不安寐，血压较高，脉微带劲数，清脑清心，益阴敛阳，镇静神经，柔畅经隧。处方：软白薇、苦百合各三钱，鲜生地八钱，云茯苓四钱，酸枣仁三钱，石决明五钱，青龙齿三钱，炒山栀二钱五分，青木香、宣木瓜各三钱，甘草一钱，随病机出入加减。二星期小效，血压137/94毫米汞柱；四星期效著，血压130/88毫米汞柱，病机渐缓，而偶加外感，头晕肢倦咳逆，愠愠不舒，因于清脑清心降压中佐以和表，标本兼治。处方：软白薇三钱，竹柴胡一钱五分，全栝蒌四钱，大浙贝三钱，云茯神四钱，酸枣仁三钱，青龙齿、左牡蛎各三钱，小青皮一钱五分，甘草一钱，一星期外邪方去，二星期外邪方净，兼外邪时，血压略高，外邪净时，仍复原状。因病者不惯汤药，时或呕吐（旧有此状），改用丸剂，并助以针疗。处方：杞菊地黄丸四钱，日二服，朱砂安神丸二钱，夜一服；越一月血压130/88毫米汞柱，一般良好，病已向愈；又一月，最后诊察，血压130/84毫米汞柱，头痛渐减，已能安寐，血压接近正常，脉象平缓，甲状腺肿虽未大消，亦未进步。为拟缓调丸剂收功：知柏地黄丸一斤，有余热时用；归脾丸一斤，愈后调养用。查此病血压不很高，病亦不重，脉象证象，明白显豁，亦无疑义，只以病历年久，治疗中新加感冒，旧发呕吐，夹杂羁延，迟迟才愈。汤剂不惯，则改以丸药，丸药力薄，则助以针疗。多方以求，卒获全愈。可见中医各种方法治病，各有价值。

失眠

汉口蔡某，下江人，患失眠有年，中西方药不治，近更加剧，至以为苦。若彻夜不寐，翌日即不能食，面色惨白带灰，神形俱困，以业务繁冗，不遑安处。无已，赴武昌休养，并请予诊治，具告所以不寐服药经过状。初不寐，服安眠药有效，久则须多服方效，再久，多服亦不效，词意间深以不能安寐为惧。诊其脉，虚而微弦微数，体瘦神倦，色夭不泽，唇舌过赤，肤燥少津，知其阴精衰竭，燥火燔炽，久病神虚，胆为之馁。因曰：此病无大关系，原可治疗，病源因是心脑不宁，但心理作用，疑虑怵惕，亦大有关，苟果安心静养，处之泰然，服药当自有效。病者曰：我原想睡，其奈不能睡何？予曰：应听其自然，不必想其能睡，亦不必怕其不能睡。病者心中颇觉释然。处方用：吉林参一钱，麦门冬三钱，五味子十二粒，龙骨、牡蛎各二钱，千金黄连丸一钱（系黄连、生地等分为丸），上三药同煎，即以药汁吞丸药，因入城买药回迟，是夜未服药，而病人已熟睡三小时许，后服此方三剂，每日睡一时二时或三时不等，总之，每夜都可入睡。续以黄连阿胶鸡子黄汤、朱砂安神丸、酸枣仁汤等，出入加减，调理两月而愈。

水臌

冯姓小孩，年十二，患水气病，住某医院治疗四阅月，曾放腹水二次，病机日趋严重，延予商诊。近察腹大如鼓，腹和腿、脚肿带光亮，若有大量水汁流出者然。阴囊似水球，阴茎变形，小便点滴傍流，脉位遮蔽，隐晦难察，两鼻孔赤，时涕中和唾中微杂血液，因水道阻碍气道，气道阻碍血道故也。拟方：苡仁四钱，茯苓六钱，猪苓三钱，蒜条桂四分（冲服），大腹皮三钱，厚朴一钱五分，蒲黄三钱，白茅根四钱，莱菔子八钱（研）。三剂平平。又三剂，小便略利，肿不为衰，前方或加葶苈、椒目，或加海藻、昆布。十日，且进且却，效力不大。因思仲景疗水，不稍姑息，胸满惊骇不得卧，不卒死，一百日或一岁仍主十枣汤。可见有是病用是药，用是药方能治是病。因于原方（无复加葶苈、椒目、昆布、海藻）加黑白牵牛（头末）七分至一钱，腹泻减去，不泻续服，或改加千金水道散（甘遂、葶苈、白芷三药），服如前法。二加药前后轮换，屈伸相成而利之，往来相摩而荡之，二星期，肿胀消十之七八；以五苓散减桂加蒲黄、茅根、泽兰、青木香之属，又二星期，全愈。愈后形态，前后若两人。此病得愈，经验在于治疗之部署，前后之瞻顾，主药之轮换出入。

肿　胀

重庆崔某之子，年八岁，病水气，一身尽肿，腹大如鼓，腿部光泽明亮，面肿色夭，眼似半闭，已不止目下如卧蚕形而已，喘逆不食，病已严重，其母引至我处诊治。问前是服中药抑服西药，答服中药多，似效不效，住某医院月余，曾放水一次，乍松快，续仍肿胀如旧。寸口脉部为肿胀所掩，隐约沉晦，不大明显，殊费周折。拟五苓散加减，方用：苡仁四钱，泽泻、猪苓各三钱，云苓六钱，官桂五分（细末冲服），厚朴一钱五分，大腹皮、木防己、青木香各三钱。一星期平平。复诊，略显热形，虽诸有水者当以温药化之，而郁久化热，温化清化，所当审度权衡，前方去官桂、大腹皮加陈皮一钱五分，厚朴加为二钱，六剂，小便渐利，肿胀略消。又复诊，前方去防已、木香加莱菔子六钱，葶苈子三钱（研），二丑米一钱（头末去壳吞服）。三剂，未泻，复进三剂，大小便均畅，肿胀消半，前方去二丑，再进二剂，肿胀消十之八，病已向愈。前方并去葶苈、莱菔，嘱守服四剂，再商调摄。讵病孩之母，因事渡江，该孩在家思母，啼哭半日，自是病复发，肿胀突作，几与前埒。越月来诊，深为诧异，询知前情，于前方中仍加莱菔子四钱，再加郁李仁一钱五分，酸枣仁三钱，三剂，肿胀大消，六剂，消尽。后以香砂六君子加减调摄收功。治水气病，不可姑息，亦不可鲁莽轻忽。

水　肿

惠某，河北人，小便不利，一身尽肿，住某医院治疗，时愈时发，时轻时重，羁滞数月，院方断为慢性肾脏炎。会诊时，已服过中药肾气丸无效。查肾气丸能化气，能补虚，秘摄下元，通调水道，以补为通，似通实补，对不效者非不效，性较缓慢，服之未久，故功效不著。予诊得脉沉搏中兼带数象，舌尖起红点，头顶时或胀痛，似有凸形，营分颇郁虚热，肿胀虽不甚剧，病延日久，易发怒，易感冒，易伤食（腹痛、腹泻或呕吐），有一于此，肿胀即加（此为迭次反复原因）。在医院时，予曾会诊五次，后惠出院，回宿舍休养，仍续请予会诊。予治此病，用肾气丸，则减轻桂、附，用生地不用熟地，用苓桂术甘汤则减轻桂，用苡仁不用白术，嗣以五苓散、五皮饮二方，转换互用，肿胀不消，则加莱菔子、郁李仁、葶苈，或加二丑，亦加椒目、鸡肶胵、桑螵蛸或琥珀散（琥珀、海金沙、蒲黄、乳香四药）。后小便畅利，每日达二千毫升至二千五百毫升，皮肤时漐漐有汗（此里气通则表气通，表气通则里气愈通）。因拟二方交伊，防以后再发，并嘱守服肾气丸、琥珀散。越数日，肿已全消，食思甚佳，病已痊愈。此病予前后参加治疗三月余，几经进退反复，卒至获愈。年来病未发，偶有不适，服药即安。

癃　闭

万县夏某之爱人，分娩后小便不利，秘涩若淋状，助产士为之导尿，惟屡导屡胀，不导即不小便，状若癃闭，所导小便中，时杂血液，自觉少腹坠胀，内中消息停顿，服药不效，时未弥月即来我处就诊，脉弱而数，舌绛津少，烦扰不安。予思此证膀胱气滞不化，类似胞系了戾，但彼在胎前，此在产后，彼为虚中夹实，此为实中夹虚。所以然者，产后空虚，客邪乘之，查阅前所服方药，为肾气丸加减，肾气丸鼓荡肾气，以补为通，虽似相宜，但能化气而不能消炎，未尽合拍，且秘涩若淋，脉带数象，桂、附似当慎投。拟方：当归、白芍各四钱，黄柏、知母各三钱，升麻一钱五分，苏条桂五分，研末冲服。二剂，少腹坠闷若缓，但仍须导尿。复诊，原方加青木香、蒲黄各三钱。又二剂，少腹渐舒，曾自小便一次，量虽少，但启闭有节，因劝其可忍耐则忍耐之，停止管导，俾气机转动，得以恢复，病可向愈。改方用：当归、白芍各三钱，黄柏、知母各二钱，苏条桂四分，以上同煎，许氏琥珀散八分，用前药汁吞服。越后三日，小便渐次畅利，一星期，已无不舒感觉，与常人无异（方中琥珀散出许国桢御药院方，为琥珀、蒲黄、海金沙、没药四味等分制散）。

精　瘘

湖北王某，素弱多病，频年患遗精，时愈时发，工作如常，不以为意。初每三、五日一遗，继则每日必遗，最后不敢寐，寐而眼闭即遗，虽欲制止而不能，色夭不泽，困惫不支，甚至不能步履，经月不出卧室，即在室内起立，亦须靠桌靠椅，延予商治。诊其脉微细小弱而兼虚弦虚数，皮肉消脱，眼胞微肿，指头冷，少腹急结，恶寒甚，躁烦。予曰：下损及中，阴竭阳厥，下元败坏，真机几息，诚难为力。观前此历年所服方药均系遵照古法，固肾宁心，滋培秘摄并进，原无不合，乃似效不效，终至危急若斯，无已，惟贞下起元，大力冲动，拟借用桂枝乌头煎，彼为大气一转，其结乃散，此为大气一转，厥阳斯敷。方用：乌头一两，水二杯半，煮取半杯，去滓，纳白蜜二两，再煮，令水尽，以桂枝汤一杯溶解之，初服半剂，越六时不知，余半剂尽服之，讵夜半三时许，吐两次，面如妆朱，昏顿不语，予曰：勿讶，《金匮》桂枝乌头煎方注云：其知者如醉状，得吐为中病，若药不瞑眩，厥疾弗瘳。稍待，俟清醒再诊。明晨往诊，厥回神清，手足温，自觉两臂两胯较有力，有能起行意，病即从此转关，续以二加龙骨牡蛎汤、炙甘草汤等加桑螵蛸、覆盆子、菟丝子、补骨脂，随病机出入调摄全愈。病者三月后，曾步行约三十里，欣慰曷似。

跛　躄

重庆贺某，在解放以前，沾染梅毒，久经汞制剂治疗，筋经死坏，两腿不适，膝盖肿硬独大，膝委中凹处，筋经卷曲，瘀血死津，因之足腿不能伸直，右腿为甚，似短寸许，跛躄不能步履，嗒然若丧，急归故里，似已无恢复健康希望，遂来我处诊治。初来时，手撑木棍，行时以肩代足，吊脚踊窜，不另用人扶持，即不能进堂屋（四川堂门限高尺余），查如前状。处方内服用：归尾四钱，地龙三钱，怀牛膝四钱，灵脂、蒲黄各三钱，桑寄生、山萸肉、地骨皮各三钱，土木鳖（醋拌）、三七、没药、甘松各一钱，日一剂，分二次服。外熏洗剂用：鲜橘刺二两（此物万县多有），土牛膝二两，红花、桃仁各三钱，乳香、没药各三钱，酸枣皮、木瓜各四钱，木鳖（酒拌）、甘松各二钱，罐煮去盖，取气熏蒸，上复旧被，俟温洗涤，乘势按摩引跻，推拿摇扯，日二作。二星期膝部略软，换方一次，内服剂减去木鳖，熏洗剂如前。三星期腿渐能伸，四星期复诊时已丢去木棍一支，疗效优异，熏洗改为三日一作，内服剂减去灵脂、蒲黄，原归尾、山萸、地骨皮、牛膝各加为五钱。又一月，腿全伸，勉可步履，自始至终未出百日，竟痊愈。

热　痹

友人何镜澄之爱人，体弱瘦小，气血不充，又加操劳过度，风湿乘虚袭入经隧，关节强直麻痹。窃风湿成痹，证属常有，但脉象乖异，参伍不调，十余至或二十余至一止，数急兼涩涩，在似促似结之间，诊察多次，脉均如是。曰：痹证羁延，久而不愈，皮肉消脱，肌肤少泽，肘腕胫膝和手足指关节硬肿突起，隐约显红色，疼痛不能按摩，盖寒已化热，湿已化燥，风燥风热相搏。拟方养血润液，沃燥撤热，柔筋通络，侧重清通而不用温通，甚至加用苦寒。方用：当归须、桑寄生各三钱，牛膝四钱，地龙三钱，青木香三钱，鲜石菖蒲一钱，山茱萸、地骨皮各三钱，鳖甲四钱（代犀羚角用），胡黄连八分。一星期小效，二星期痹痛显著解缓，四星期已愈其半，两阅月全愈。或问：风寒湿合而成痹，他医多用温药，今为何反用清药？予曰：风寒湿是言病之因，久之寒化热，温化燥，病因既为风寒湿，则古人驱风、温寒、除湿原为不错，但郁久变热，不为风寒而为风热，不为风湿而为风燥。证既变，疗法安容不变。喻嘉言、徐灵胎已悟到甘寒亦可通经除痹，但甘寒犹未适量，必加苦寒方能与现实吻合。盖热痹病理，详于《素问》(《素问·痹论》明言热痹)；热痹疗法，则首详于本经，本经有多条论及苦寒主开痹。

消　渴

前苏联专家，某同志，年五十，体质魁伟，颜面潮红（气来颇旺），头晕心烦不安寐，常自服头痛粉、安眠片，牙龈时或出血（一派营热炽盛，内扰上搏状况）。年来易倦，开始有疲劳感，尿频数，量多，口渴引饮（燥气胜），食欲反佳（消耗过大），俨似消渴现象。经检查尿糖血糖均高（尿糖卌，血糖 258 毫克%），始确知为糖尿病（即消渴）。工作较忙，无暇治疗，偶一治疗，亦不能解决问题，惟注意饮食管制，每日喝五杯水，不多饮，故尚保持现状。予诊如上述，为书简明医案：证象下消，牙龈时或出血，燥气反过，育阴清热，凉营散结，半调半疏。处方：鲜生地六钱，当归、白芍各三钱，肥知母、栝蒌根各三钱，山萸肉二钱五分，桑螵蛸、蒲黄各三钱，青木香、白茅根各三钱，甘草一钱（此方清养清疏，清敛清摄）。随证出入加减，二星期后头痛、不寐、烦渴均减，尿糖如故，因加重药量，加厚药力。拟方：鲜生地一两，胡黄连八分，杭白芍、栝蒌根、肥知母、山萸肉、酸枣仁、桑螵蛸、青木香各三钱，甘草一钱（此方系酸甘化阴，佐以苦坚）。亦随证出入加减，三星期，尿糖锐减，血糖平稳，效大著，病愈大半。嗣因公出差，时方酷热，劳顿受暑，病又微发，回时调治，乃复正常。时已秋凉，病即节节向愈，尿糖阴性，各附带证消失。为拟善后久服方：鲜生地八钱，黄连八分，茯神四钱，酸枣仁、南沙参、牡丹皮、地骨皮、桑螵蛸、青木香、白茅根各三钱，甘草一钱（此方已兼清补）。

脚　气

武昌朱某，两脚肿痛，右脚为甚，不能步履，在城外就近请外科医生治疗，无效，因请予诊治，具告所以病脚经过。诊视时，见左脚异形不大，右脚由脚胫连及脚背，较平日肿大约一倍半，紫赤坚硬，腿部静脉曲结紧张，影响周身俱不舒适，乍寒乍热。予曰：此风湿毒邪流滞经隧，循环障碍，胶着较紧，予思病经两月，经隧阻塞日久，两脚已渐死坏，非寻常驱风除湿，消炎散结所可图功，因拟方熏洗：桂枝六钱，细辛、薄荷、甘松各二钱，苍术、贯仲各四钱，牛膝六钱，红花、桃仁、乳香、没药各三钱，煎汁，乘热先熏，俟温浸洗，日二作，另拟内服方：当归尾四钱，牛膝六钱，川麻、独活各一钱五分，葳灵仙、蒲黄各三钱，乳香、没药各一钱五分，甘松一钱，日服一剂。三剂略缓，一星期肿痛减三分之一，已能持杖行走，来我处门诊，三星期肿痛已愈十之八，惟筋经强直，轻快不及平日，加软坚变质半调半疏之剂，约两月全愈。

气　痛

武昌俞君，劳思过度，心绪不宁，患腹部气痛有年，或三月五月一发，或一月数发不等，发时服香苏饮、越鞠丸、来苏散、七气汤等可愈。每发先感腹部不舒，似觉内部消息顿停，病进则自心膈以下，少腹以上，胀闷痞痛，呕吐不食，此次发而加剧，欲吐不吐，欲大便不大便，欲小便亦不小便，剧时口噤面青，指头和鼻尖冷，似厥气痛、交肠绞结之类。进前药，医者又参以龙胆泻肝汤等无效。诊脉弦劲中带滞涩象，曰：痛利为虚，痛闭为实，观大小便俱闭，干呕和指头鼻尖冷，内脏痹阻较甚，化机欲熄，病机已迫，非大剂推荡不为功。拟厚朴三物汤合左金丸为剂：厚朴八钱，枳实五钱，大黄四钱，黄连八分，吴萸一钱二分，服一剂，腹中鸣转，痛减；二剂，得大便畅行一次，痛大减，续又畅行一次，痛止。后以澹寮六和、叶氏养胃方缓调收功。嗣后再发，自服此方一、二剂即愈。此后病亦发少、发轻、不大发矣。查厚朴三物药同小承气，不用小承气而用厚朴三物者，小承气以泻胃肠为主，厚朴仅用四钱，枳实仅用三枚，因气药只助泻药攻下；厚朴三物以通滞气为主，厚朴加用八钱，枳实加用五枚，故下药反助气药通利，药味相同，用量不一，则主治亦即不同，加左金者，借吴萸冲开肝郁，肝气升发太过，宜平宜抑，肝气郁闭较甚，宜冲宜宣，左金原方萸少于连，此方连少于萸。此病其来较暴，其去较速，苟非丝丝入扣，何能臻此？予本人亦患气疼，与俞病同，但较俞病为剧，因自治较久，体会亦较深。

便 血

武昌葛氏，患风温，系外感触动伏邪，发高热，烦躁，自汗出，反恶寒，某医师视为寻常时感，寒热夹杂，用十味香苏饮、九味羌活汤等，羁延日久，其热愈炽，午后则剧，时或谵妄，改请某医诊治。曰：此本温病，误治伤液，日久邪已内陷，邪实正虚，用加减黄龙汤润下并行，不应；加重下药，因之腹满痛，便血，微喘直视，遂请予往会诊。脉细弦近数，神识半昏，舌上津少，底绛，苔黄而灰，干涸生裂，一团邪火。此系病温，下血防其亡阴，微喘直视，兆端已现，但血既下，温邪已有出路，坏处在此，生机亦在此。且身热未全罢，已内陷，但尚未全陷，是为半坏证，尚可救药。拟犀角地黄汤加减，用：鲜生地一两，犀角一钱磨汁，鳖甲五钱，升麻一钱，青蒿穗一钱，白茅根四钱，三七末七分，甘草一钱。二剂血净，腹痛止，身热退，前方去青蒿、犀角、三七，加沙参、丹皮、地骨皮各三钱。二剂后，以竹叶石膏汤、归地养营汤加减缓调收功。查此病不误辛燥，不至液涸神昏，不误早下，不至内陷便血，一误再误，始至于此。

肠 痈 一

成某，患腹部右下侧痛，在某医学院附属医院诊察，断为阑尾炎，须行手术，并云已化脓，此时行手术已嫌晚，尚带有几分危险。成惧，请予往诊。见其少腹右侧肿硬，拒按，疼痛殊甚，右腿屈不能伸，乍寒乍热，手足濈然汗出，已五日不安寐，不能食，神形俱困，脉滑数劲急，此系肠痈，拟千金苇茎汤、金匮大黄牡丹皮汤合裁加减。方用：鲜苇茎半斤煮水去滓煎药，苡仁五钱，瓜瓣六钱，桃仁、土贝母、丹皮各三钱，大黄一钱，蒲公英、土茯苓各四钱，没药一钱五分，服二剂后，痛略缓。复诊，去土茯苓加郁李仁四钱，得大便二次，秽浊中微杂血液，痛锐减，身热退，足腿能自伸屈，勉进稀粥牛乳。再诊，前方去大黄、郁李仁，仍加入土茯苓四钱，又三剂，痛止，腰伸能起坐。后以养血调气，和中安中，半补半疏，缓调收功。初诊时，痛剧脉旺，知其化脓不甚，苟果化脓甚，则脉必反弱，痛必反缓，故注重活血消瘀，软坚散结，幸而获愈。

肠痈二

汉口夏某，患少腹右侧痛，羁滞多日，乍寒乍热，呕吐不食，两腿不能伸直，甚或难以转侧，经某医院诊断为阑尾炎，业经化脓。予诊得如上状，证属肠痈，拟解毒消炎，撤热散结，排除脓血，稀释酷厉。方用：当归尾、牡丹皮各三钱，苡仁五钱，土贝母三钱，瓜瓣八钱，牛膝四钱，桃仁、青木香各三钱，三七末八分，甘松、大黄各一钱，鲜苇茎二两煮水煎药。一星期肿痛渐减，寒热渐止（三剂后去大黄）；二星期诸证大减，原方去瓜瓣加赤石脂、土茯苓各四钱，三星期全愈。越次年，患者将养失宜，感时邪如秋温，伏暑晚发，内外合邪，壮热烦渴，又牵动旧疾，患部肿痛如前，细审系由标证诱发。方用：香薷四钱，苡仁五钱，黄连一钱，厚朴一钱五分，滑石六钱，土贝母、土牛膝各三钱，白茅根、鲜芦根各四钱。三剂标证解三之二，原方去香薷、黄连，加归尾、地龙、青木香各三钱，一星期肿痛锐减；又一星期，内外都解，标本全愈。此病前后同是外有寒热，治本治标，从少从多，责在权宜。设标本不分，内外混淆，必致并病合病，纠缠难解，惟其后次之病先标后本，所以后次病较前次病为复杂，而后次之愈较前次却更迅速。

腹痹

陈某外科医生，患少腹偏右痛，日久不愈，自疑为阑尾炎，经彼院同事暨外籍医师诊察，亦以为阑尾炎，迭经会诊，商妥后，始施行手术。讵腹剖剖开，阑尾并未发炎，当即缝合，自是腹部愈痛，施手术处硬抵坚凝，多方治疗无效，皮肉渐次消脱，面色黧黑，寒热如潮，不能食，精神颓顿，几于不支，来我处商治。其脉沉弦，参伍不调。予曰：腹膜痹阻，气血两不营周，此本经所谓心腹肠胃气结者。用四逆散加元胡、三七、归须、鳖甲。一星期病减三之一。但痛处仍冷痼硬抵，原方去柴胡，加桂枝、吴萸、细辛、木通，变四逆散之治而为当归四逆汤之治。又一星期，痛锐减，凝固者渐软化。后用当归内补建中汤加延胡索、金铃、地龙、地鳖，最后用复脉汤膏剂加三七末收功。诸证消失，颜色转正。予治此病，观其硬固冷痛，知为气不通贯。观其皮肤黧黑，知为血液凝滞。观其手术和治疗经过，知为气化痹阻兼经隧损害。疗法柴胡四逆，枢转以开内痹，当归四逆，温煦以化凝滞。以温为润，以补为通。定痛不用七气、四磨、苏合香，温化不用白通、通脉、诸四逆，化瘀不用抵当、桃仁承气，均堪深思。

恶　风

武昌某氏，有女年十一二，姿质秀丽，但嘴唇偏左上端，有指大一长块，硬化凸起，其色青紫，嘴为之尖，殊不雅观，病虽不重，已历五六年，以为奇恒痼疾，中西方药不效，乃来我处求治。问之不痛不痒，但微感麻痹，欠灵活，说话吃饭均感不便，予想到徐洄溪医案，有恶风一条，与此类似，特彼在面间，此在唇上。徐法系用破气破血，软坚变质，以毒攻毒，诸暴悍药如蜈蚣、全蝎之类，内搽外敷，因仿其意，用：当归三钱，炒甲珠三个，蜈蚣一条，全蝎一个，红花三钱，薄荷一钱五分，三七、甘松、雄黄、硝石各一钱，为细末，酒调敷患处，日换药二次，若痛或肿起，即停敷来诊；内服药用：当归、白芍各三钱，秦艽二钱五分，薄荷八分，没药三钱，琥珀、甘松各一钱，同煎，日服一剂。第一日平平，无若何反应；二日患处微感痒痛，不时掣动；三日唇部肿起，查阅患处情况，风毒瘀滞，似已推动，但恐胶结未全活动，必留残余，又未便再敷日前重剂，因改用散瘀软膏，再敷二日，诊察颜色转好，开始收效。再改用消肿药膏外敷，内服银翘散加活血通络之品，一星期肿消，硬处已消大半，停药，一月后肿硬消尽，惟留残余黑影，三月后恢复如常人。

浸淫疮

汉口蒋某，重庆人，在汉患浸淫疮。初起发现在心胸部分，渐浸淫至四肢、周身、头面，破皮流浊液，医治无效，剧则不寐不食，神志时或恍惚，外观情势颇急，初以为疮疥不置意，继乃大惧。时在抗日战争期间，日寇侵犯已逾南京，乃乘由汉直航重庆客轮入川，适予亦为轮客之一，病人闻予在轮，因请诊视。予曰勿恐，浸淫疮由四肢走向心胸者不治，由心胸走向四肢者可治，因热毒较重，蒸化变质。内服解毒撤热，消炎散结，稀释酷厉，中药汤剂治之。方用：银花、连翘各三钱，栀子二钱五分，黄柏、丹皮各三钱，蒲公英四钱，土茯苓六钱，土木香、土牛膝各三钱，大黄一钱，日服汤药一剂，三日生疮处水干结疤，又三日疤渐剥落，由汉至重庆，历程不过十日，比到重庆，疮疤全落，欢欣曷似。

乳　痈

江静英，女，患乳痈，自按西医法治疗，肿硬化脓，此鬲未愈，彼鬲又发，辗转蔓延，月余不收口，脓血潴积，不易排出，浸渍日久，组织似将变质，初起不大注意，厥后颇觉痛苦，乃改请中医治疗，诊其脉弦劲，查其体坚实。按痈脓，普通已溃或久败多用温托，此病人脉实证实，无须用阳和汤等温托，拟方清热化毒，活血消痰，方用：银花、连翘各三钱，土牛膝、土茯苓各四钱，蒲公英、败酱各三钱，薏苡仁、瓜瓣各四钱，土木香、川郁金各三钱，鲜苇茎八钱，十一味，水五杯同煎，取一杯半，分温二服，外治以消炎溶液浸纱布条塞入疮口，三日肿消，五日脓尽，内服剂如前，外治改用生肌白玉膏，十日收口，平复如故。

再予早年治环阳鹦鹉洲胡姓患乳痈者，与江病类似，然治江病内服剂系清化，治胡病内服剂系温托（系用当归内补建中汤、黄耆五物汤）。所以然者，江体坚实，胡体薄弱，各适其应，以平为期，可见治病不必拘于一法。

瘰　疬

武昌周某，患瘰疬有年，累累成串，时重时轻，不以为意，后瘰疬大发，突尔肿硬逾恒，大如瘿瘤，头部为之倾斜，乃急返武昌延予诊治。其脉弦劲，口渴烦躁，不安寐，嘱须静养，戒酒，节饮食，再商疗法。拟方：归尾三钱，鳖甲六钱，昆布、海藻各五钱，烧灰酒拌，大黄、郁金、牛膝各三钱，龙胆草、胡黄连各一钱五分，土茯苓四钱，芒硝四钱，以水四杯，煮取一杯，去渣，溶入芒硝，分温二服，二剂，大便二次，肿硬消三之一。复诊，减大黄、芒硝之半，续服二剂，肿硬消三之二。再复诊，原方去大黄、芒硝，加茯神、枣仁各四钱，续服四剂，肿硬大消，仅存瘰疬旧痕而已。后再宗前方去龙胆草、胡黄连加栀子、丹皮各三钱，每日一剂，服一星期，并拟丸剂常服：当归尾、杭白芍各一两，石决明二两，昆布、海藻烧灰各二两，郁金、牛膝各一两，甘松一两，胡黄连、大黄各五钱，法丸如梧子大，每服一钱至二钱，日二次，清酒下，约二月后，原有瘰疬亦全消。此病其来也暴，其去也速，无足异。所可异者，突发瘿瘤暴疾既消，旧有瘰疬痼疾亦消，实为意外收获。

血　虚

陈兰，女，泰国人，往岁曾患甲状腺机能亢进，有心跳，眼珠突出，易倦等证象，经手术后，证状转好，不久又出现容易疲倦、食欲不振及眼眶浮肿、皮肤干燥、月事减少、色黑等证。在某医院治疗，认为甲状腺大部切除，功能低减，治以甲状腺制剂（轻量），谓宜久服，半年余转来中医研究院门诊部诊治。查询如上经过，此病前为甲状腺机能亢进，后为甲状腺机能减退，根据现有证象为基础，调摄整个机体为斡旋，润液育阴，凉营沃燥，随病机出入加减于其间。初拟方系人参养荣丸和五子衍宗丸加昆布、海藻、桑螵蛸等，似效不效。继拟方：当归、白芍、川芎各三钱，茯神四钱，枣仁三钱，延胡索、丹皮、茅根、泽兰叶各三钱，生谷芽四钱，煎服。二星期有效，四星期效著，心跳胸痹未发，手不颤，各证大半转好（前药中，或加栀子、地骨皮、山萸肉、牡蛎及葳灵仙、延胡索等）。继续拟方，宗前法，加重培育扶正，又四星期，一般状况甚佳，基础代谢率由 –15 至 –20 升为 –2 病已向愈，体重加增，自觉无不适。未后拟方，仍宗前法，轻其制而减其量，半清半调，隔日服一剂，阅四月无变化，即偶有不适或附带他病，随治随愈，时值夏热，赴青岛避暑，病大体已愈，为拟调摄方：人参归脾丸一斤，每服一钱至二钱，日二次。秋凉回京，尚来诊一次，一般良好，嘱仍服归脾丸缓调善后。

血　崩

武昌张某之媳，患血崩，邀往诊视。见病者一身尽肿，喘逆上气，在床头迭厚被坐靠，不得卧，血崩，前后逾半年，剧时每日多至一二碗，或半痰盂，脉微弱兼带慢而时有结止象，色夭不泽，唇色惨白，指头冷，皮肤亦感冷沁，近月已晕厥数次，因所服方系六味重用熟地加凉血、止血、利小便、消肿之品。予曰：上竭下厥，阴阳离绝，八脉不固，肾阳式微。因拟：黄耆一两，当归二钱，芍药三钱，桂枝一钱五分，附子三钱，蒲黄三钱炒半黑，甘草一钱。时病人母亲在座，曰：小女从未服桂附等药，气喘用黄耆，血崩用蒲黄，是何深意？予曰：此病气不统血，气血两不维系，当归合黄耆为当归补血汤，乃补气以摄血，桂枝协芍药则暖营建中，桂枝协附子则化气温下，固护真元。此病服阴柔药太多，阴气用事，经隧滋滞凝泣，血不归经。用蒲黄者，在本药性能是以止血者行血，而本方意义则是以行血者止血，合之为补气摄血，温固八脉，以升为降，以通为止。药煎好，迟迟未敢服，入暮，又晕厥一次，无已，乃以予药姑试。初服二调羹，越二时许，无恙，再服二调羹，又越二时，气喘略平，因将余药大半钟服下。夜半，病者曰：我倦甚，可将靠被撤去，令我稍平，睡下后，熟眠一小时，月来未平卧者，居然平卧，未熟眠者，居然熟眠，醒后气渐平，崩渐少。翌日复诊，原方桂枝加为三钱，芍药加为六钱，去蒲黄，加桑螵蛸三钱，鹿角霜一钱，一星期气平崩止，后以当归内补建中汤、复脉汤等收功全愈。

崩　　漏

宦某之爱人，体素薄弱，经事不调，赤白带下，饮食精汁不变气血而化秽浊，由来者久，近年加剧。崩漏频频，暴下如注，色黑成块，肌肉瘦削，皮肤反浮肿，足腿面部肿尤显著，色夭不泽，唇口惨白，喘气矢气，四末清冷，脊膂腰髀酸楚，俨近下痨。抗日战争时期，住重庆某医院治疗，时历半载，所费不资，后虽小愈，尚不了了。胜利后回汉，病又复作，鉴于前此迁延，心殊惧惧，来我处商治。问：中医能疗此病乎？答：带下崩漏，乃妇科常有病，不过此病延久，病重，渐近痨瘵，五液俱涸，八脉不固，精竭髓枯，下元败坏，阴病及阳，气不统血，不仅虚证，且为虚证之甚者，中法当可治愈。诊脉沉迟细弱，血脱气泄，阴阳俱竭，诸虚百不足，拟方重味填补，升固八脉，不刚不腻，半调半摄，方用：当归四钱，杭芍四钱，茯神五钱，杜仲三钱，鹿角霜三钱，桑螵蛸三钱，蒲黄炒半黑三钱，广木香一钱，升麻一钱五分，甘草一钱。三剂略安，精神较好。二诊，去蒲黄加蕲艾炭三钱，又三剂，崩减，气渐平调。三诊，加炮姜炭一钱，侧柏炭三钱，四剂崩止。四诊，去姜炭、艾炭、鹿角霜、升麻，加枸杞子、覆盆子、女贞子各三钱，守服二星期，漏下亦愈。治疗历程共计不过一月，后以复脉汤加桑螵蛸、龟甲胶、鹿胶、紫河车，膏剂收功。此病养血不用萸、地，补气不用参、术，温下不用桂、附，固涩不用赤石脂、禹余粮，均值得探索。盖参、术呆滞，萸、地滋腻，桂、附刚烈，二石顽钝，要非奇经之妥善治法。妇科此证甚多，学者注意。

调　经

苏联医学专家某女同志，任某医院内科主任，体颇丰健，自近年患经事愆期以来，常三个月来经血一次，头脑晕闷，心膈微痛感，上下肢时或麻痹，不安寐，自为治疗，一切状况均好，惟经事仍不准期。遂来中医研究院门诊部诊察，一则实地研究我国医学，二则商讨治疗问题。予诊得脉劲数中带滞涩象，劲则阴伤，数则为热（前此经色过赤，即是血热象征），滞涩为热壅气滞，经隧痹阻（此即血分有热，经事不提前而反趱后原因），惟其血热，所以有头晕、胸痹、腹胀、不安寐等现象，惟其热壅，所以有肢节麻痹，颜面烘热等现象。拟方养血宁心，通络导滞，半调半疏，亦清亦和，药用：全当归、杭白芍各五钱，去茯神四钱，酸枣仁三钱，葳灵仙、延胡索、刺蒺藜、泽兰叶、青木香各三钱，甘草一钱。次月，经事趱近（前为三月始至，此为四十日即至），量数、潮期比较正常，头晕、胸痹、腹胀、不安寐轻减，但仍存在。拟方：全当归、杭白芍、云茯神各四钱，川芎穹、泽兰叶、生蒲黄、延胡索、牡丹皮、金铃子各三钱，甘草一钱。再下月，经事按期一月而止，头晕、胸痹、腹胀、不安寐等证逐渐向愈，拟方：全当归、杭白芍各四钱，川芎穹三钱，云茯神、酸枣仁各四钱，延胡索、金铃子、泽兰叶、桑寄生各三钱，甘草一钱，缓调。后回国时，来我处辞谢，并赠影印名人画像数张，情意恳挚。便中复诊，为拟归脾丸缓调善后。查调经为妇科常有证，特普通经事不调多虚证，此为实证，经趱后多寒证，此为热证，治疗共历三月，第二月即效著，第三月向愈，颇顺利效速。

痛　经

朝鲜崔某女性，患痛经，谓当行经时腰腹痛。调经为妇科常见病，经事不调，百病丛生，痨瘵、风消、息贲多缘于此，最易见、常见者，莫若带下。带下不是带有秽浊，乃秽浊由带脉而下。病者行经时，腰腹痛，量多，有黑块，头晕，心慌，食思不振，此八脉不固，下元空虚，而内有瘀滞，兼往岁曾患咯血，消化性溃疡，病原下而兼中，故腰腹痛，胃有时附带亦痛。带下较多，饮食精汁不化气血而化秽浊，精神安得不萎顿。诊脉虚数，虚为血伤，数则为热，舌尖色赤，为热郁象征，皮肤炕熯，为血虚象征，病理甚为昭显。拟方养血清血，固肾宁心，滋润涵濡，芳香醒豁，药用：全当归、杭白芍各三钱，云茯神四钱，炒杜仲三钱，炒山栀一钱五分，牡丹皮、地骨皮、大浙贝、桑螵蛸、青木香各三钱，薏苡仁五钱，甘草一钱，煎服（此方平时调理）。复诊经事方至，药用：全当归、杭白芍、川芎穹各三钱，云茯神四钱，延胡索、生蒲黄、威灵仙、制香附、青木香各三钱，甘草一钱，煎服（此方系行经时半调半疏）。上二方，前之一方可常服，亦可稍停不服，有标邪或他病时，酌量加减；后之一方限于经来时服，三剂或五剂，亦可酌量病机加减。准上规划，治之三月，经不过多，较前有节度，腹痛亦缓，不似前次剧痛，带下时少时多，不似前次经常多。治之五月，带下显著减少，行经时或无腹痛感，神志渐佳，一般均好。曾因公回国，数月复来，据述病无变化，经事一度正常，不腹痛，但消化不良，有时食后上腹痛（此与经痛另为一证）。予谓经痛虽妇科常有证，要为慢性病，只能培之育之，补之固之，导之宣之，使自宜之，优游以俟之，非若客感标邪，可用大药强制攻除，急切图功。宜守用前法，守服前方，时方青年，身体逐渐成长，附带杂证当亦可逐渐消失。

种　子

湖北王某，体质魁梧，然艰于子嗣，膝下犹虚，其爱人某，年虽少艾，从未生育。因时感夹肝郁，就予诊，为处逍遥散加重疏表之品，一剂得微汗，病减，表气通则里气和，复加利膈柔肝疏里之品助之，胸膈闷痛等证亦愈，因询及种子方药。予曰：普通方剂无济，人体有强弱之殊，病状有微甚之别，岂固定一方一药所能泛应。大抵男子之要在固精，女子之要在调经，男女生殖无畸形，精固经调，生育机会即多。病者曰：我经不调，趱前趱后，多带下，愿先生为我调之。予曰：培本与治标不同，非久治不为功。为拟当归内补建中、五子衍宗二方合裁加减，方用：当归、黄耆各三两，桂枝三两（嫩桂皮肉相连者），白芍六两，覆盆子、车前子、菟丝子各三两，桑螵蛸三两（酒洗），甘草一两，研末，蜜丸梧子大，每服三钱，日二服。每经事至时，诊察服汤药三剂，寒则温之，热则清之，瘀则行之，滞则通之，郁则散之，随其所至，使自宜之。越三月，带下愈，经期准，饮食倍增，精神有加，自后两月经不至，自以为停滞，欲攻之，予曰：脉则两尺不绝，体则神气较旺，似为育麟佳兆，俟一月，达三月时期，即有朕兆，再俟两月，达四月时期，即可显著。病者半信半疑，亦姑听之，届三月，腹部似有形，届四月，胎形已著，时或动掣，足月产一男孩，儿体壮健。

痘　一

武昌袁某，年二十，民国六、七年时，武汉痘证流行，袁以成人传染痘疫，病证险重，延予医治。询知已届十二朝，见其一身烂痘，攒簇少空隙，蒙头，盖面，锁喉，贯胸，耳内鼻中，舌上喉间俱有，或二十、三十，或一百八十，连成一大泡。估计现状，浆灌十之七，上半身气渐回，虽未收靥，而欲收靥，时露咬牙寒战，中馁气虚，俨有倒靥内陷变证趋势。予曰：此证已临紧要关头，痘症较轻则十二朝已渐收靥，今浆犹未足，病势较重，日期拖长，冀其不骤尔倒靥，如法扶持斡旋，度过十五朝，浆微补灌，堆痧发臭，痘毒外化，能得结痂，方望渡过险关。此时邪炽正馁，实中夹虚，非纯清纯温之证。昔钱派用清，陈派用温，后贤折衷，或先清后温或先温后清，然不必拘泥，要在恰合实情。此证毒重如此，安用温，已露咬牙寒战，何敢清，大抵现时宜温，而不宜大温，后日当清，而不可遽清。拟方：黄耆四钱，高丽参一钱五分，官桂五分，鹿角霜一钱，广木香八分，白茅根三钱，甘草一钱五分，鸡冠血数滴（冲服）。翌日复诊，平平无恙，形色尚佳，守服前方。又复诊（十五朝），点渐收靥，改用甘淡以和中气，清凉以助结痂，用：沙参三钱，茯神、苡仁各四钱，银花、连翘各三钱，地骨皮、桑白皮各三钱，青木香三钱，石斛四钱，甘草一钱。届二十一朝，渐次安全结痂（得此大不易），以面部点密，结一个整壳。病者因痒抓剥，乘势整个揭下，如小儿所玩整个纸脸壳，满脸血痕，予复诊偶见，大吃一惊。幸毒已化，期已过，未生大变，加意为最后调护，病虽全愈，然面部不惟成大麻，且成累累大筋绊。

痘　二

武昌张女，年约十四五，体质很弱，传染痘疫时症，发热弛张，日紧一日，三朝现点即烦扰不安，气促呕逆，神识欲昏，筋经瘈疭，俗呼惊痘。延予诊治，问：是否逆证？予曰：初报点即惊掣，神气已受震撼，痘普通须经过十二日或十五日，看出齐后病状如何，此时殊难预定，但初期惊掣与末期惊掣不同。初期惊掣，多系闷闭，伏邪欲出不出，一经透出，疫毒得泄，即可转正向安；末期惊掣，乃毒邪内陷，内脏受损，轻犹可救，重难挽回。此病惊掣，是在初期，两害相权，坏不太坏，除毒邪太重，来势凶猛，惧正弱不胜外，尚可望出后转重为轻，化险为夷，故曰看出后病状如何。此际治疗，谨按程序，符合日期，内开壅闭，外松筋膜，俾得透出，勿俾愈遏愈坏。拟方：升麻一钱五分，葛根二钱，牛蒡子三钱，白茅根三钱，当归、川芎各三钱，甘草八分，同煎，鸡冠血数滴（冲服），至宝丹一粒，二次，前药化服。翌日（五朝），点渐出，惊少作，前方减轻麻葛，去至宝，加郁金三钱，建菖蒲八分。复诊（六朝），点至足部，热度适中，惊掣渐止。七朝复诊，改方：黄耆、归身、沙参各三钱，川芎二钱，丹皮三钱，白茅根三钱，甘草八分，鸡冠血数滴。届九朝，已由胀而浆。十二朝，已由浆而靥。后改方清凉以助结痂，十五朝痂落收功。此证始看颇危险，出齐即缓，起胀又缓，灌胀更缓，当时行时，顶圆根束，浆足色苍，整齐光润，小若珍珠，通身不过百数十粒，初期似逆，以后颇顺，此项珍珠痘亦不多见。痘证变化很大，有一路俱顺，突然变逆者，此则开始逆，一路俱顺。吾人苟值逆证，当沉着应付，庶几减免夭折。

痘　三

武昌李姓，为医师而兼业药者。其子年四岁，传染痘疫，以前均自诊，自服西药，届十朝当灌浆之际，已达极期，痘点密布，殊少空隙，热毒太重，口鼻血壳，气逆喘促，烦乱惊呼，点粒多被抓破，一身稀烂，满脸血糊，望之殊堪惊人。李准之西法，无可救药，乃延予诊治，予诊知如上所述状。查病孩体质坚实尚堪托毒，所见无非热毒过重现象，虽点粒破碎，本有毒邪内返内攻之虞，但里证不急，无咬牙寒战，神未昏，声未哑（叶香岩言声不哑者毒不陷），形状是堆痧发臭，不是塌陷倒靥，人惧其毒邪太炽，我幸其正阳克充，病之险象在此，病之生机亦在此，为治疗如法，解毒清热，益阴和阳，缓缓托住，扶到十二朝至十五朝，俾得安全收靥结痂，方用：鲜生地一两，丹皮、川芎各三钱，犀角六分（磨汁冲服），地骨皮、桑白皮各三钱，白茅根三钱，鸡冠血数滴。一剂，安好无变，惊烦略缓，续进二剂。复诊（十二朝），身复微热，予曰：此烧盘也，为病中应有现象，勿恐。改方：鲜生地六钱，丹皮、白芍各三钱，犀角四分，土茯苓四钱，土贝母三钱，土木香二钱，鲜石斛四钱，甘草一钱。守服三剂，届十五朝，渐次收靥结痂收功。

痘　四

陈某，有子年五岁，时疫发痘，疫毒太重，来势凶猛，皮肤热炽烙手，口鼻热炽冲人，如火燎原，三朝报点，一涌齐出，其脉躁数劲急，唇焦，舌上津少，苔黄而灰，底绛，眼膜充血，一身皮肤赤紫，点粒枯涸，顶端干裂紧缩，隐约黑影，似此必难起胀，将何以为戴浆托毒之本，来日大难，证在不治。拟方解毒凉血，松肌外托，药用：银花、连翘、生地、元参、犀角、紫草、茅根、笋尖、鸡冠血，而小其制。方前书简明按语：痘毒太重，一涌齐出，粒干顶枯，何能起胀，证恐难治。拟方聊供参考，请早延痘科专家设法挽救，勿失机宜。

陈乃改延吕医诊治，吕曰：痘不起胀，何以不用黄耆、参、茸。因处温补温托大剂，连进三剂，至九朝，发狂，口鼻出血，抓心而死。予闻之恻然。门人问曰：此病方在初期，我师何以断为不可治？曰：起胀载毒，灌浆托毒，不胀不浆，主死，古已有云，此很易知。又问：无救治方法乎？曰：大剂润下救阴，望救十之三、四。痘证疗法，无论为清为温，总是外疏外托，始终不用下，论下为变法，用下为变方，初期用下，更变中之极变，微乎其微，险而又险，安敢妄用。然予深望人之能知，并深望人之能用，知而未用，我心戚戚，濡笔直书，且志吾过。

麻　一

万县刁君，有子女各一，约四、五岁。女居长，患麻，点出方知。时予客万，往诊，查得身壮热，口鼻血壳，舌苔黄，底绛，尖端起刺，烦乱，神识欲昏，咳逆，咽喉痛，麻点密布，连皮通红。予曰：此麻证之热毒重者，点已出齐，约为五朝，来势颇旺，不患不透，热毒太重，须防灼干脂液，诱起其他病变，拟方凉血解毒，滋液撤热，微加清轻外托，药用：银花、连翘各三钱，紫背浮萍一钱，佩兰叶三钱，生地、元参各六钱，丹皮、茅根、土贝母各三钱，甘草八分，鲜芦根四钱。越日复诊（六朝），点至足部，已透，但气盛进行，无收化意，既出点而毒出，尚须点化而毒化，续进原方一剂，搜托余毒，完足日期。过七朝，头面色始略淡，气始渐回，原方去浮萍，生地加为六钱，芦根加为八钱，并加栝蒌根、知母各三钱。十二朝，点渐收化。十五朝，始热净身凉，神清气平收功。当其女病正进行时，予见其少子在侧，同居一小室。其女逾十二朝，其子即发热，其女麻收，其子麻出，毒重与乃姊等，剧时谵妄，颇显内证，几经斡旋，始获痊愈。

麻　二

武昌张某之女，年四岁，患麻甚重，业经收靥，月余身热不退，午后转剧，状如蒸潮，辟辟燥咳，音喑鼻煽，目无神光，口角及舌尖舌边，部分蚀烂，一身肌肉消脱，腹胀而泻，瘦瘪夹肿，神识恍惚，奄奄不支，此为麻坏证。某医数诊无效，邀予往诊，见如上状。予曰：毒火蒸逼，内陷内搏，麻不怕前半重，只怕后半逆，心液竭，肺阴亡，胃气坏，证已造极。查此病已历月余，外治过时，不成问题，正治清血解毒，杀虫除疳，救治，惟护中气，保留基础，倘中气败绝不能载药，仓扁何能为力，病极若斯，参、术、姜、半必不能容，惟甘淡平缓清涩，变堵塞为调护，庶可受纳。拟方：百合、百部各三钱，苡仁、石莲、藕节、陈仓米各四钱，青木香三钱，干蟾头（研末）、獭肝（研末）各四分，前七味同煎，冲服二末，随病机加减调护。二星期泻止胀减，勉可进食。改方：白薇、百合各三钱，干生地六钱，胡黄连六分，百部根、地骨皮、青木香各三钱，熊胆二分，獭肝四分，前七味同煎，冲服二末，复随病机加减斡旋。又二星期热减神清，食欲渐加，前方生地改为鲜生地一两，去熊胆、獭肝，仍用干蟾头四分，加知母、栝蒌根各三钱，后以生脉饮、琼玉膏、十味煎，润沃缓调，前后约两月，竟获痊愈。